内なるモンスターを鎮めて人生を変える

問題解決のための瞑想法

天外伺朗 *Shiroh Tenge*

マキノ出版

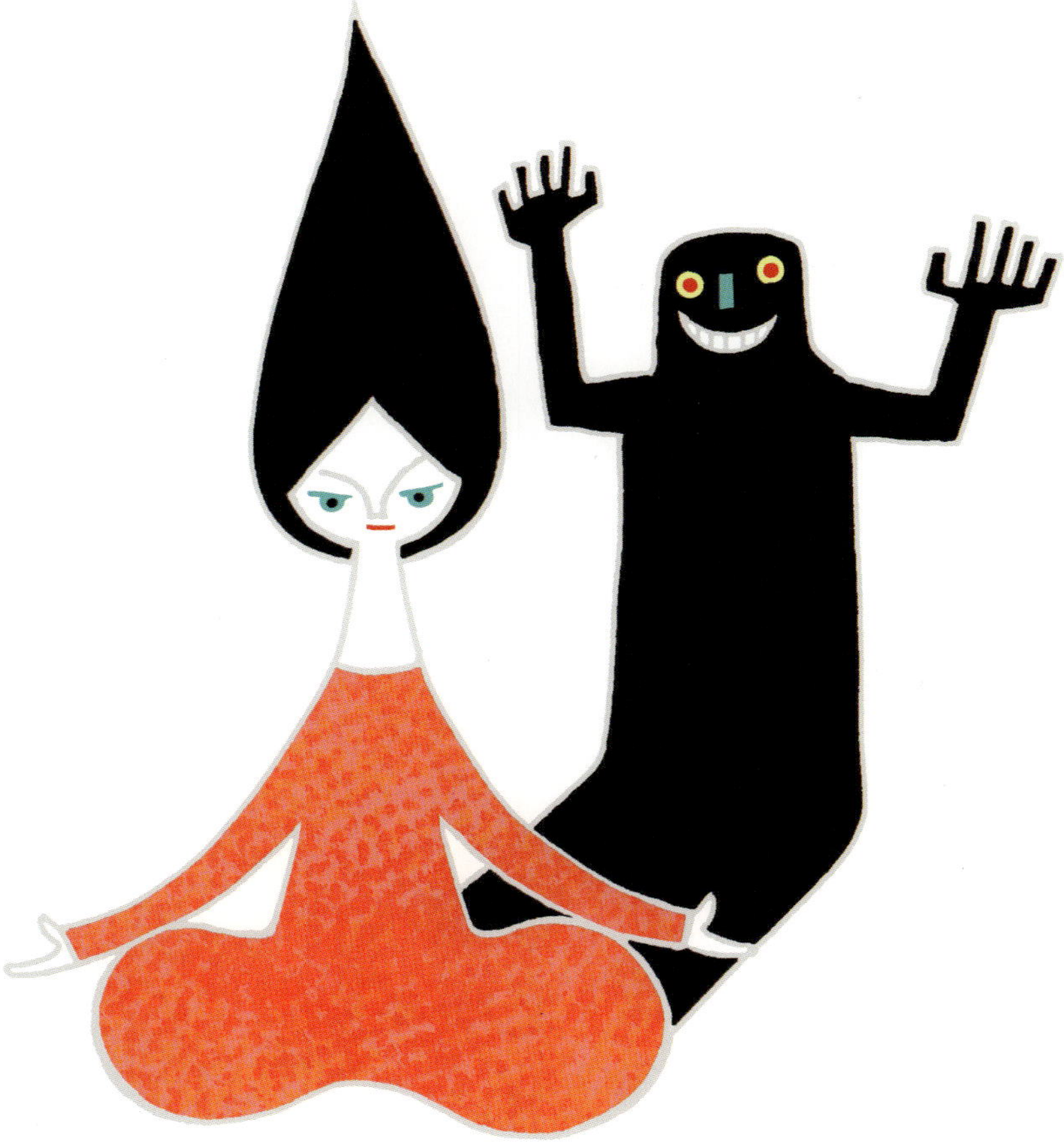

7種類の瞑想

問題解決に用いる7種類の瞑想について、
簡単な記述とそのイメージを紹介します（詳しくは本文）。

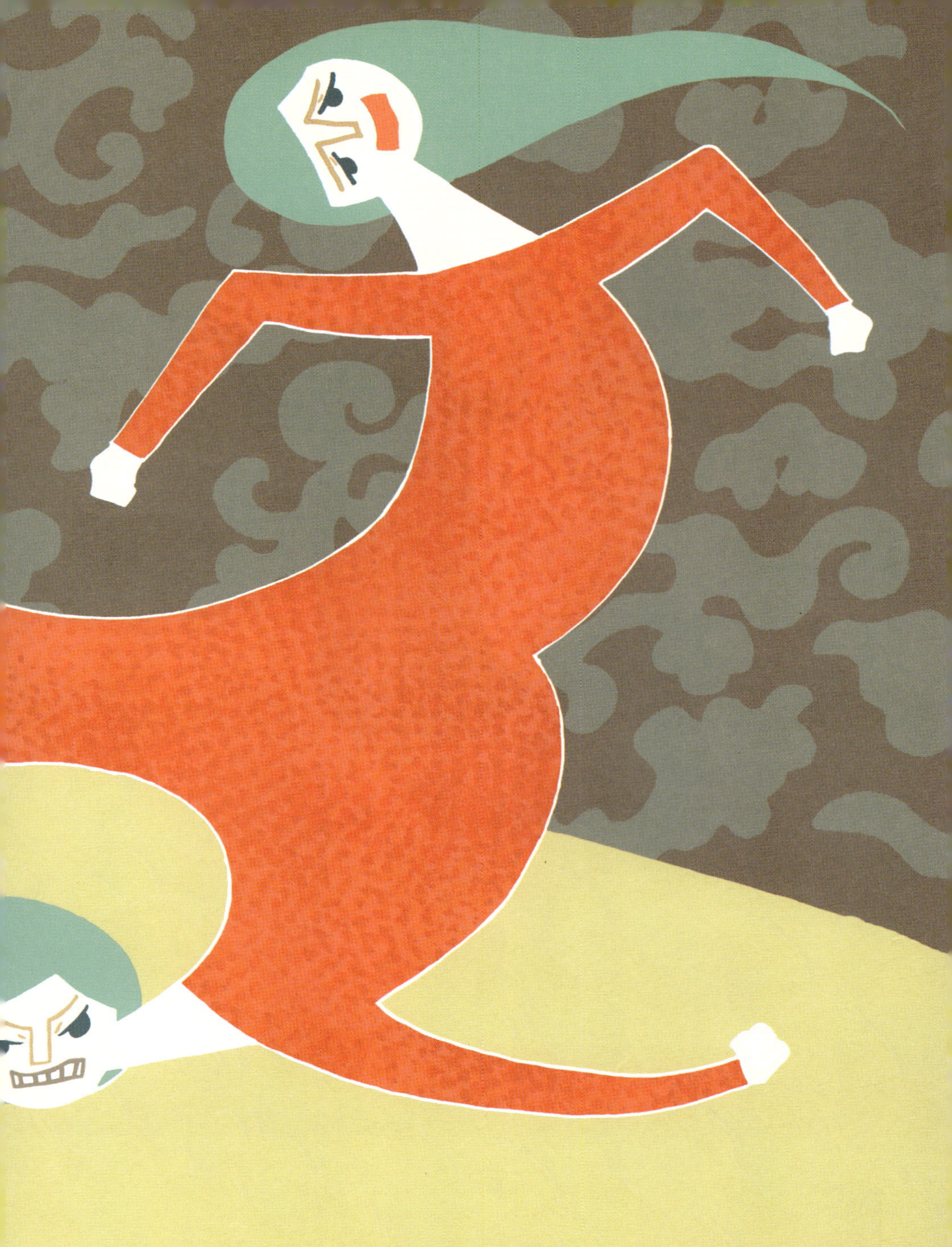

1. 情動の瞑想

激しい情動（怒り、悲しみ、喪失感など）を想起するシーンを想い出し、その情動をしっかり感じながら瞑想する。

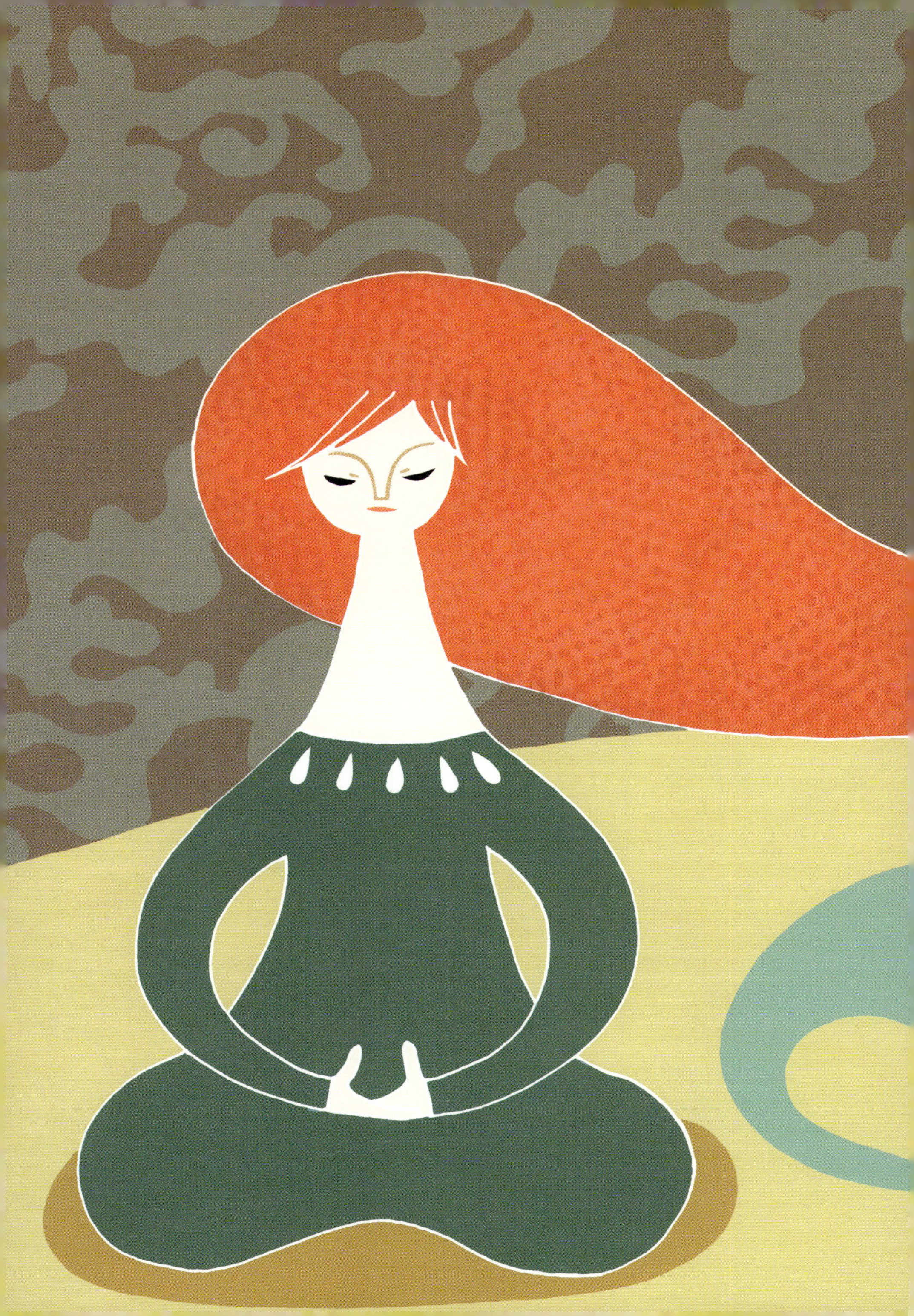

2. 感謝の瞑想

瞑想に入って、対象の人を思い浮かべ、心の中で感謝の言葉を思い浮かべる。心から感謝する必要はなく、表面的な言葉でかまわない。

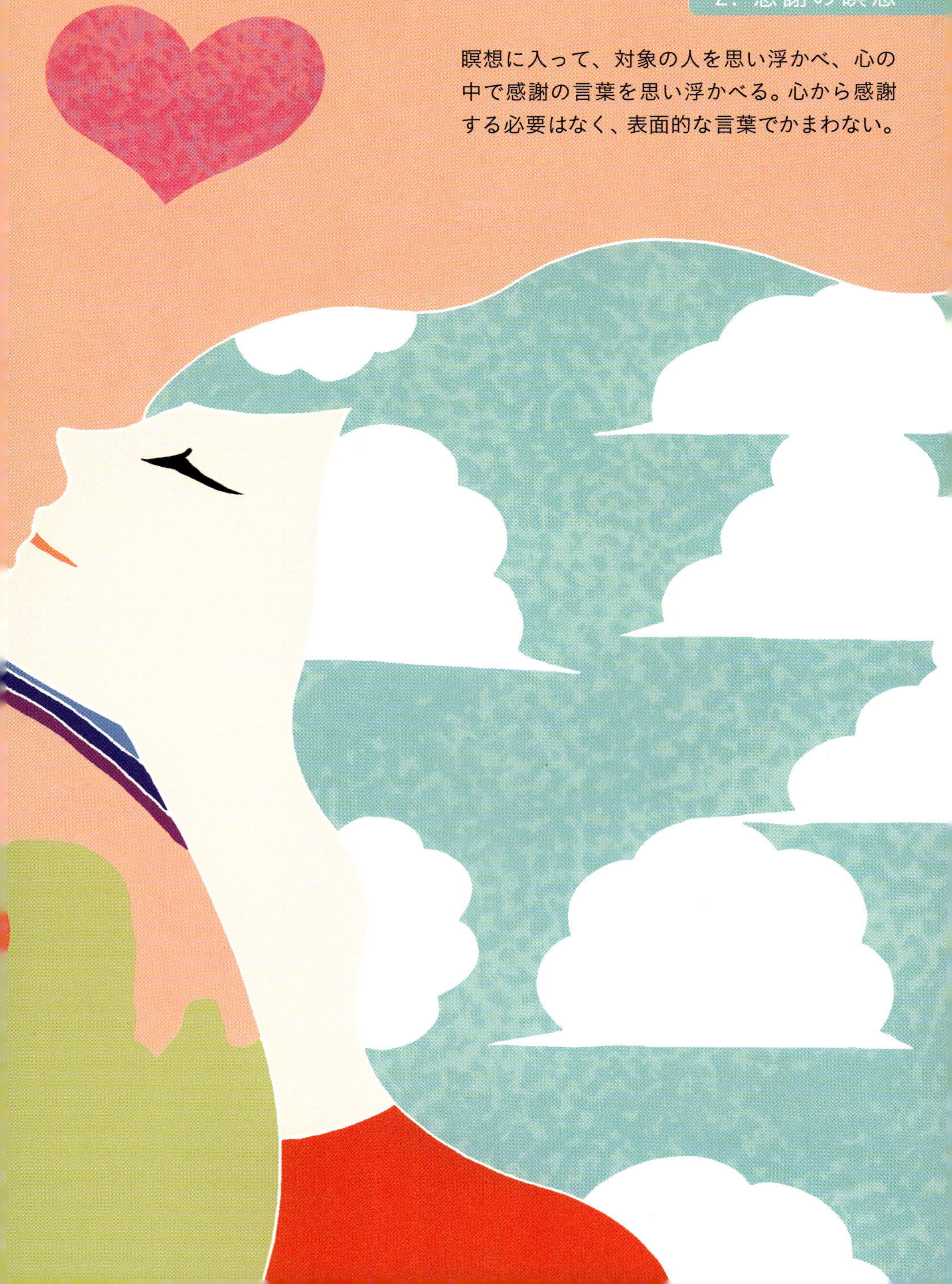

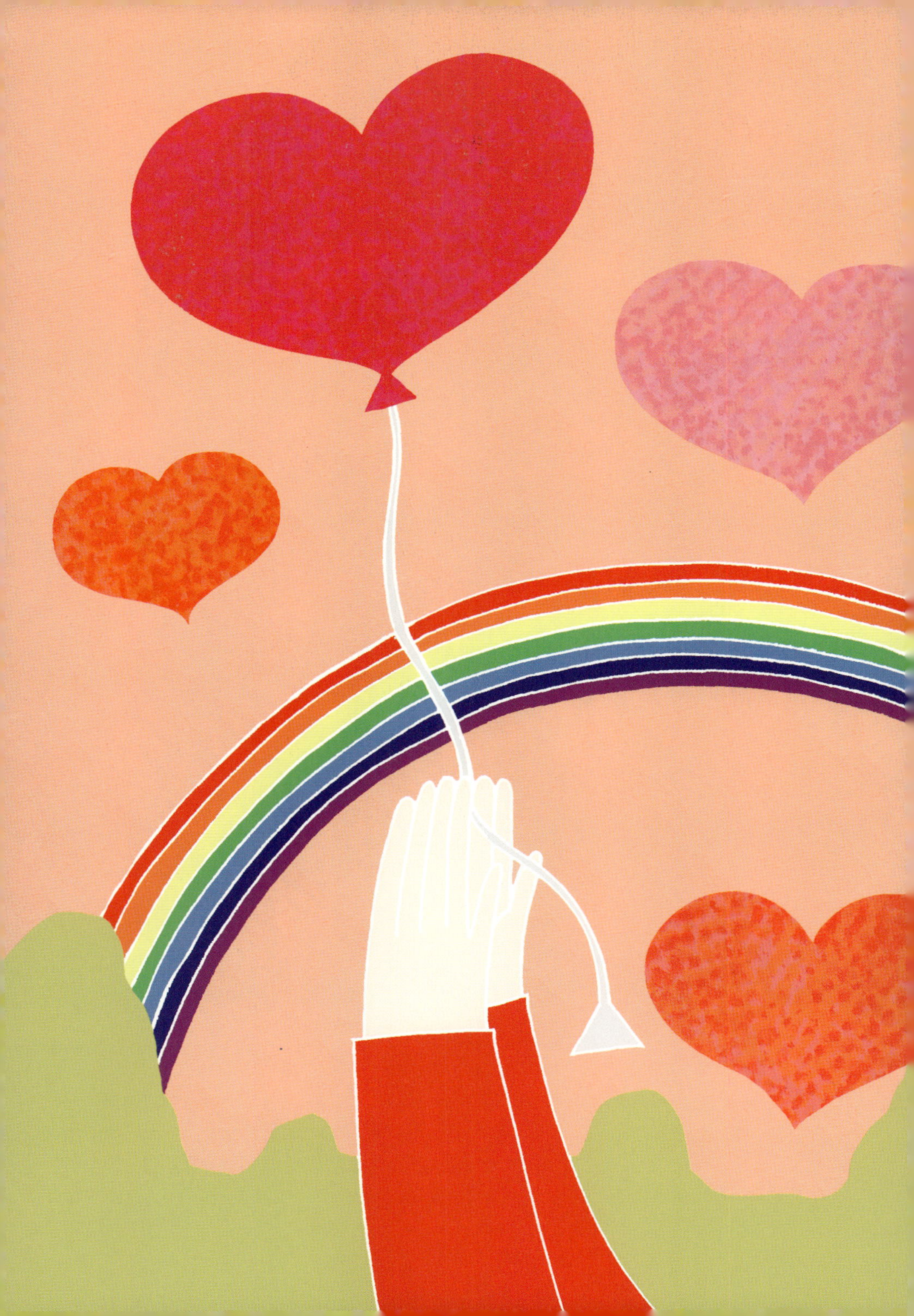

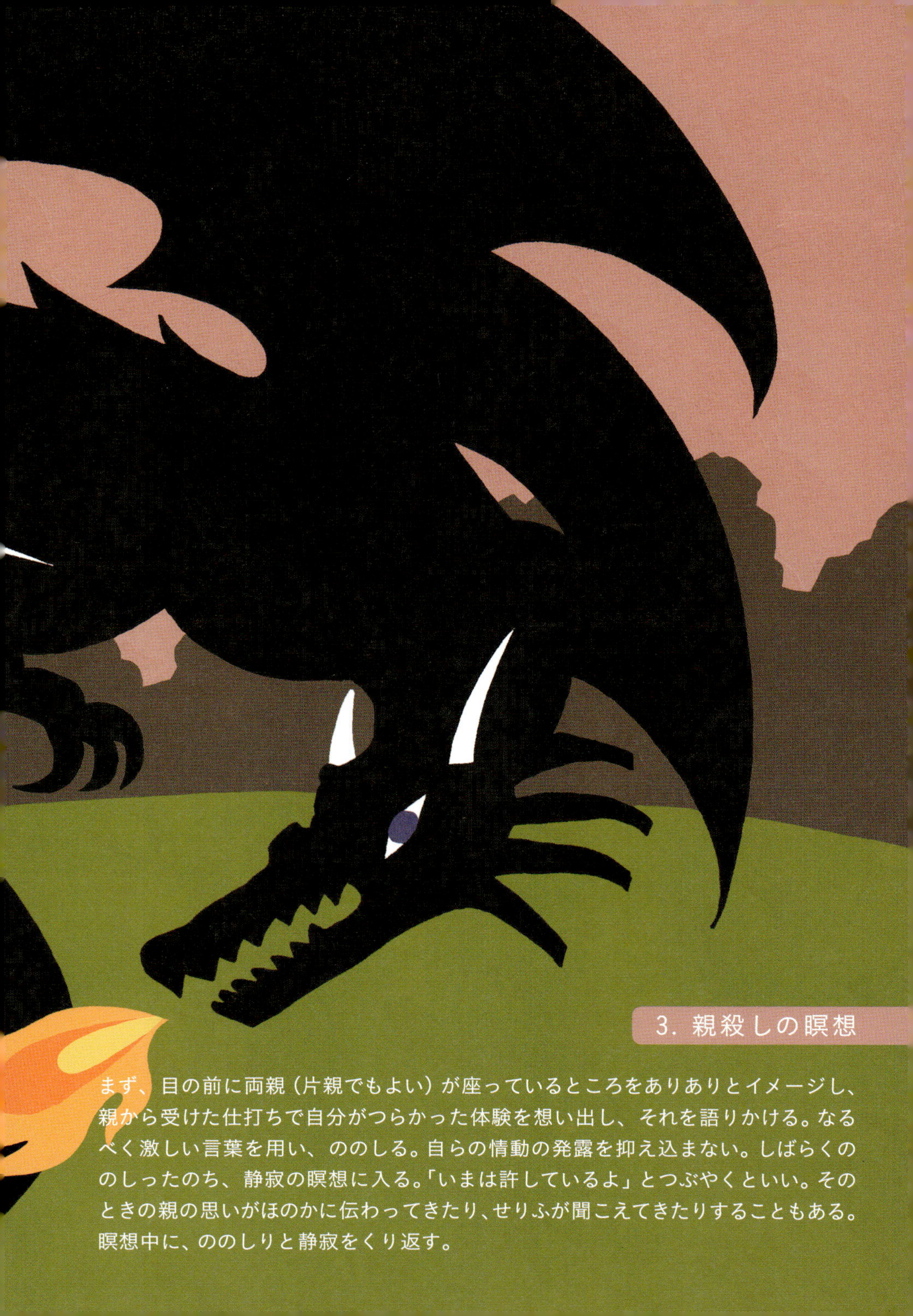

3. 親殺しの瞑想

まず、目の前に両親（片親でもよい）が座っているところをありありとイメージし、親から受けた仕打ちで自分がつらかった体験を想い出し、それを語りかける。なるべく激しい言葉を用い、ののしる。自らの情動の発露を抑え込まない。しばらくののしったのち、静寂の瞑想に入る。「いまは許しているよ」とつぶやくといい。そのときの親の思いがほのかに伝わってきたり、せりふが聞こえてきたりすることもある。瞑想中に、ののしりと静寂をくり返す。

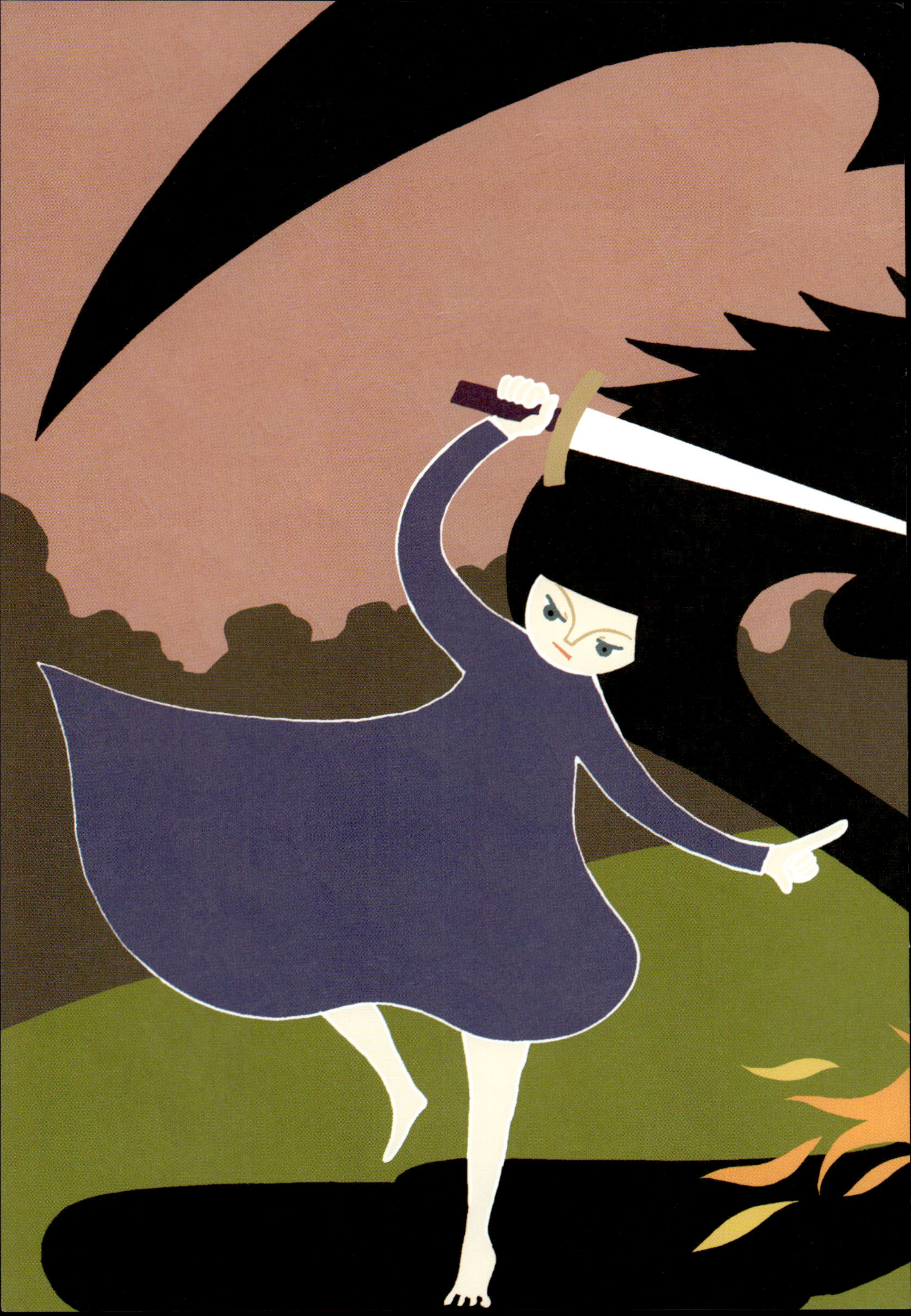

4. 死の瞑想

ラム・ダスが、「死にゆく人の家（今日でいうホスピス）」のスタッフのトレーニングのために工夫した。恐怖感や不安感の軽減に効果があるが、複雑で、時間がかかり、紙面では説明しきれない。指導者の誘導のもとでやることが多く、ひとりでの実行には適していない。

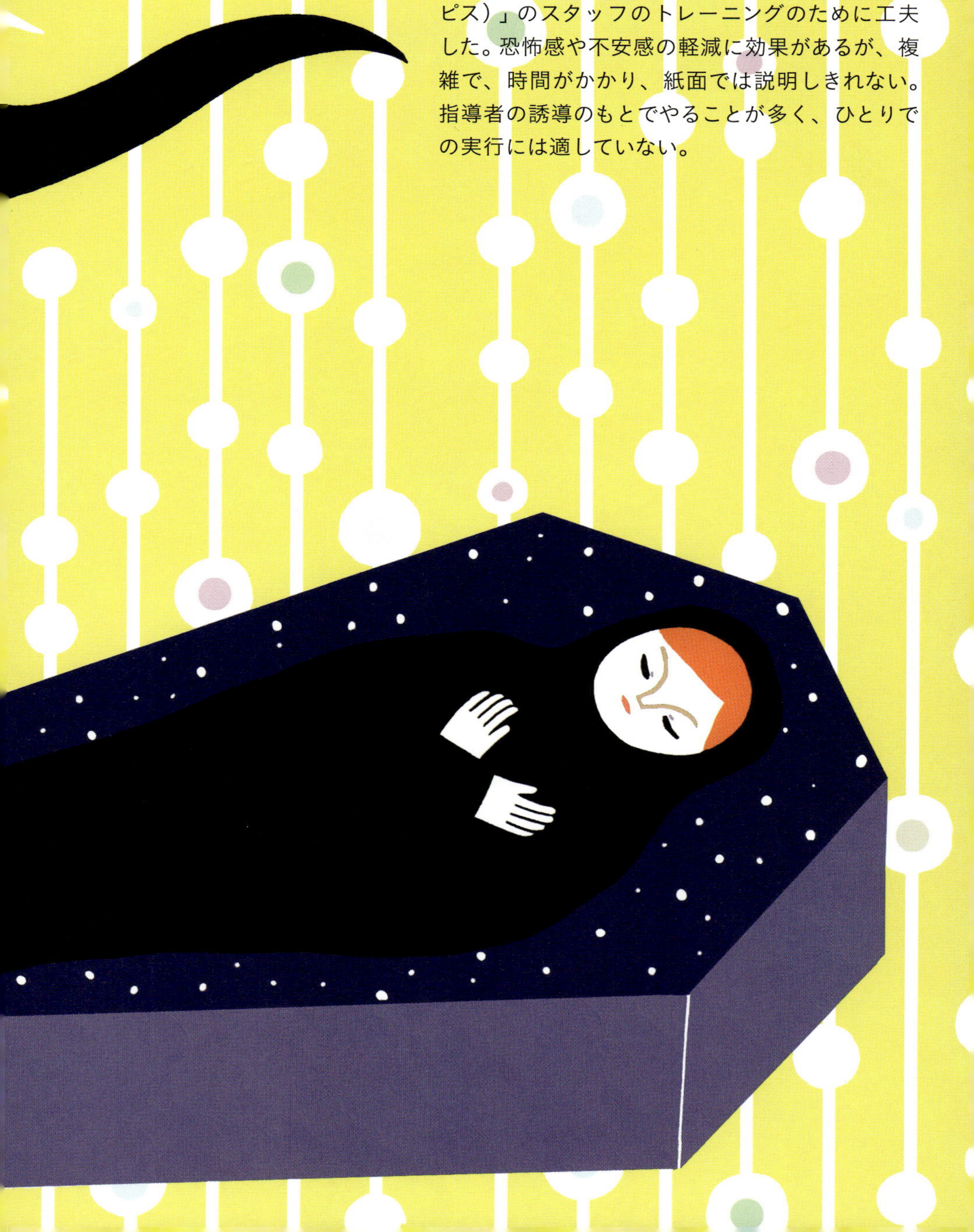

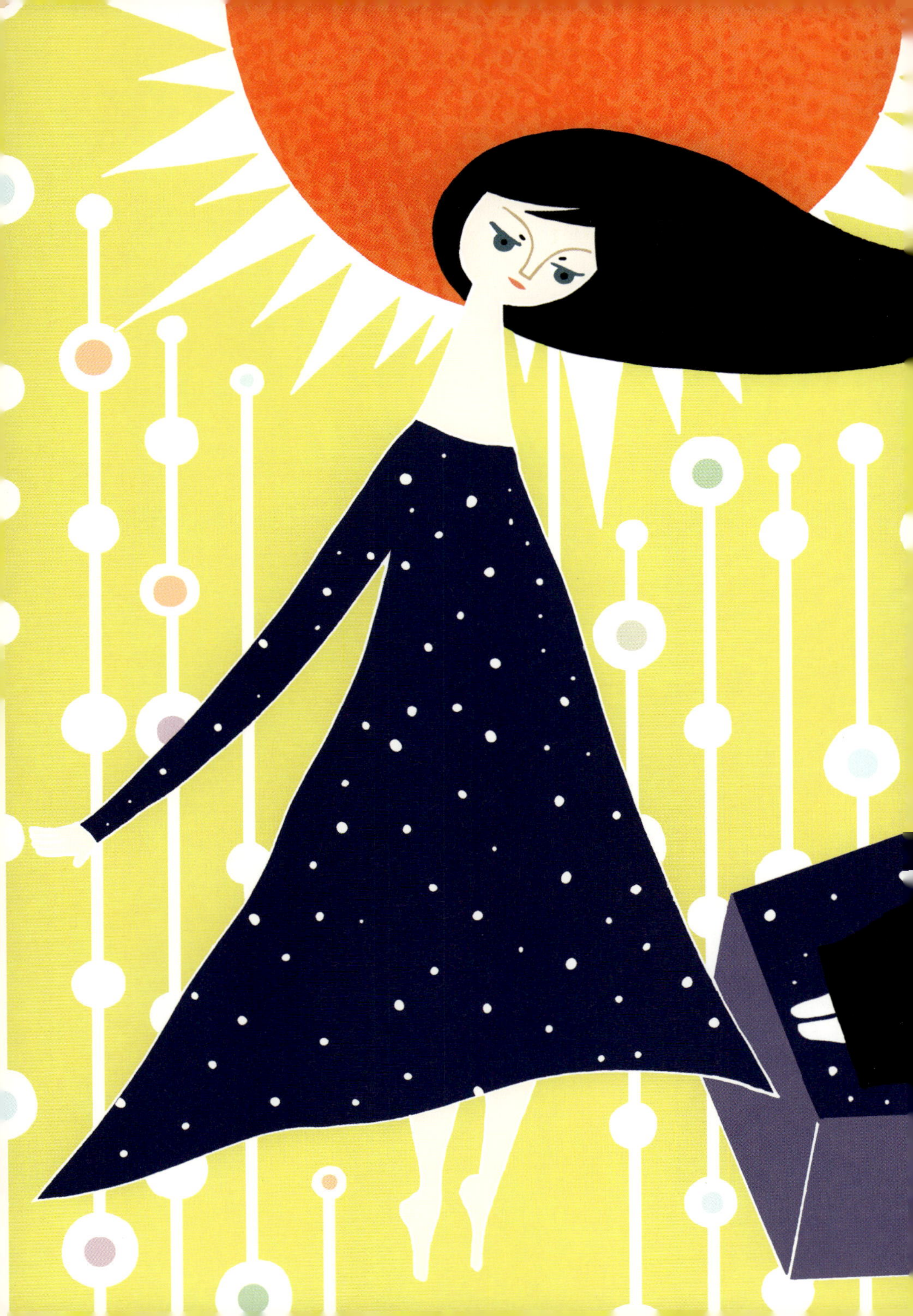

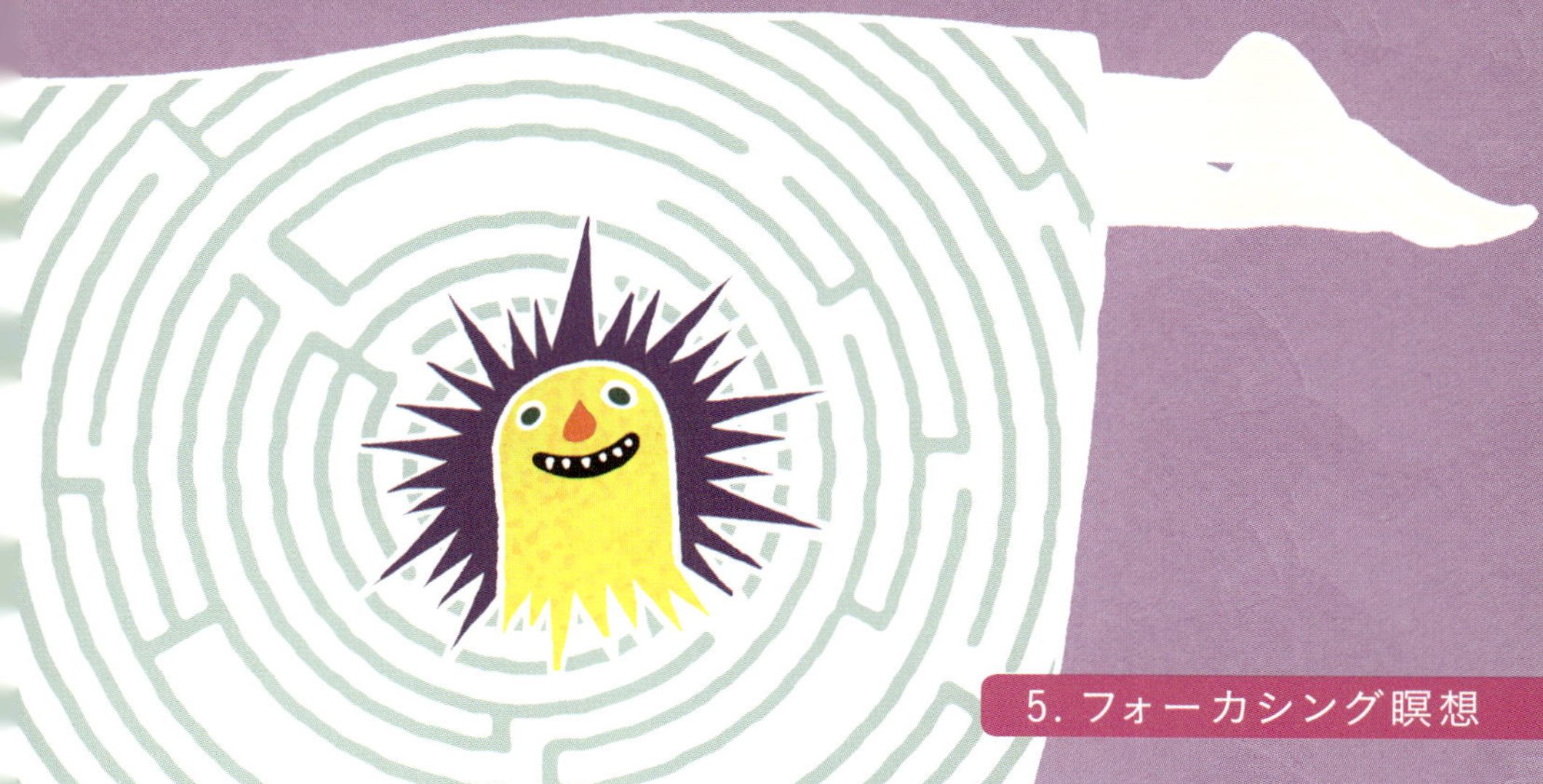

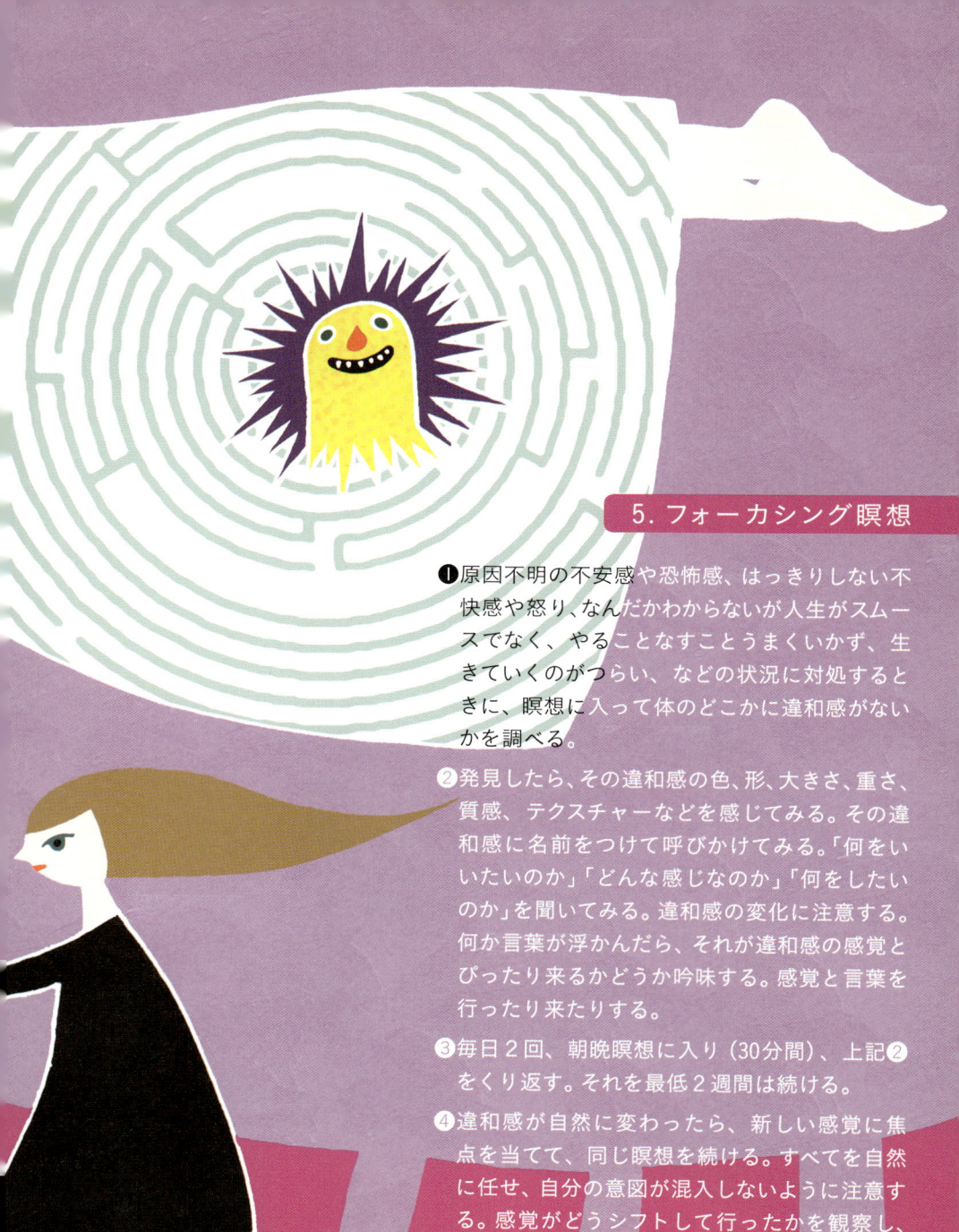

5. フォーカシング瞑想

❶原因不明の不安感や恐怖感、はっきりしない不快感や怒り、なんだかわからないが人生がスムースでなく、やることなすことうまくいかず、生きていくのがつらい、などの状況に対処するときに、瞑想に入って体のどこかに違和感がないかを調べる。

❷発見したら、その違和感の色、形、大きさ、重さ、質感、テクスチャーなどを感じてみる。その違和感に名前をつけて呼びかけてみる。「何をいいたいのか」「どんな感じなのか」「何をしたいのか」を聞いてみる。違和感の変化に注意する。何か言葉が浮かんだら、それが違和感の感覚とぴったり来るかどうか吟味する。感覚と言葉を行ったり来たりする。

❸毎日２回、朝晩瞑想に入り（30分間）、上記❷をくり返す。それを最低２週間は続ける。

❹違和感が自然に変わったら、新しい感覚に焦点を当てて、同じ瞑想を続ける。すべてを自然に任せ、自分の意図が混入しないように注意する。感覚がどうシフトして行ったかを観察し、居心地がよくなった段階で終了する。

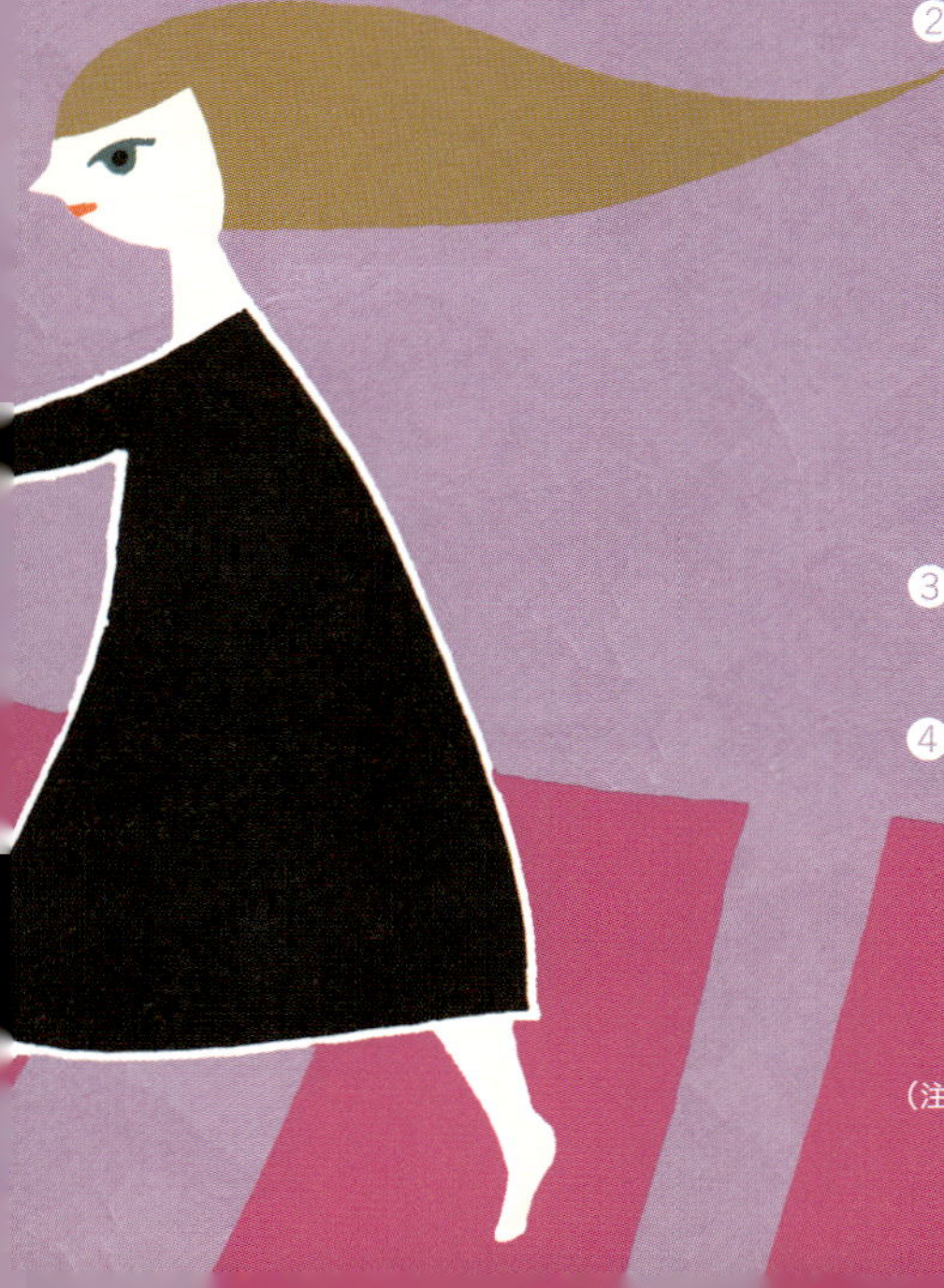

（注）ジェンドリンの「フォーカシング」という手法をもとに天外がアレンジ。瞑想を実習し、深く入れるようになった人ほど効果が高い。

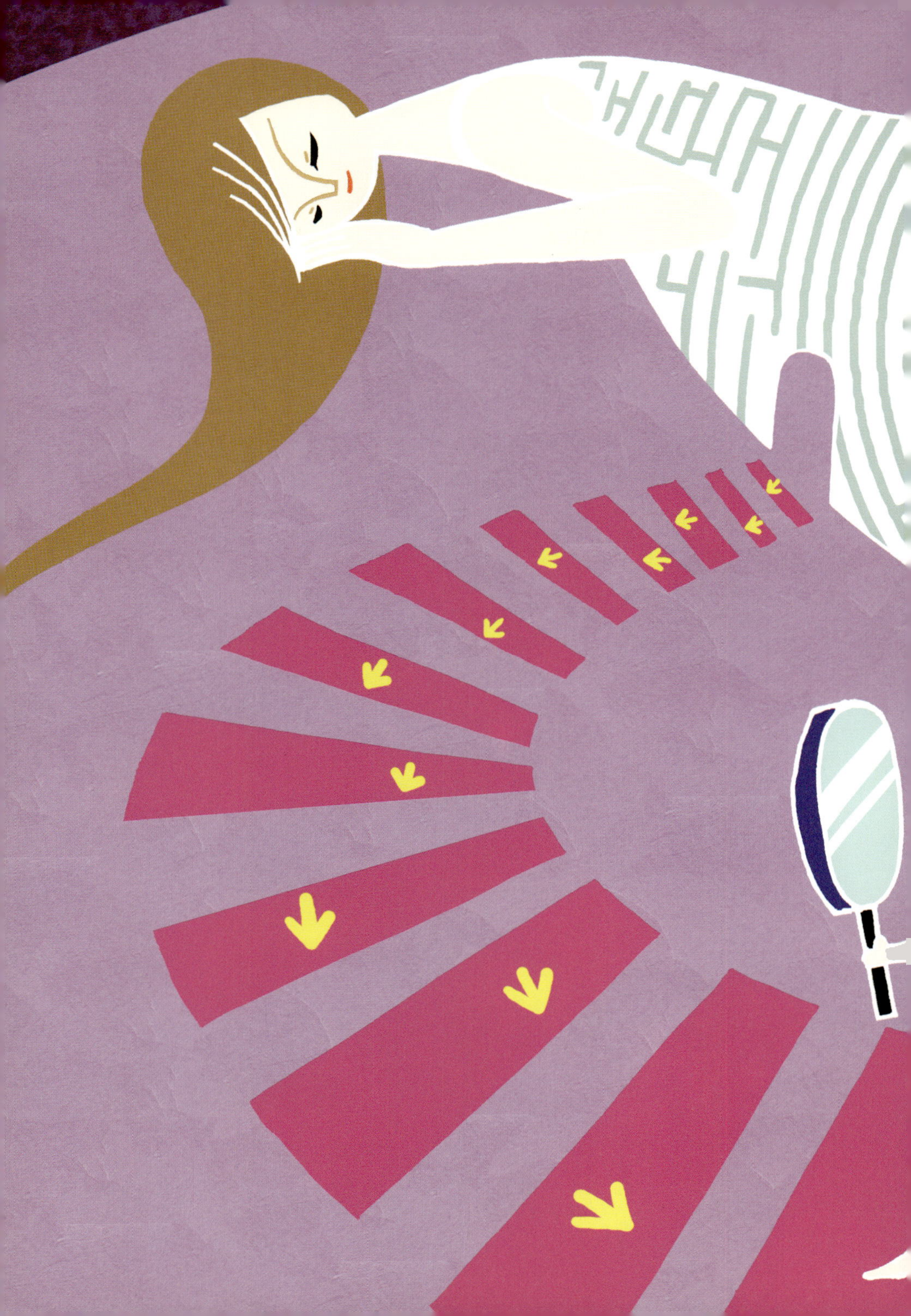

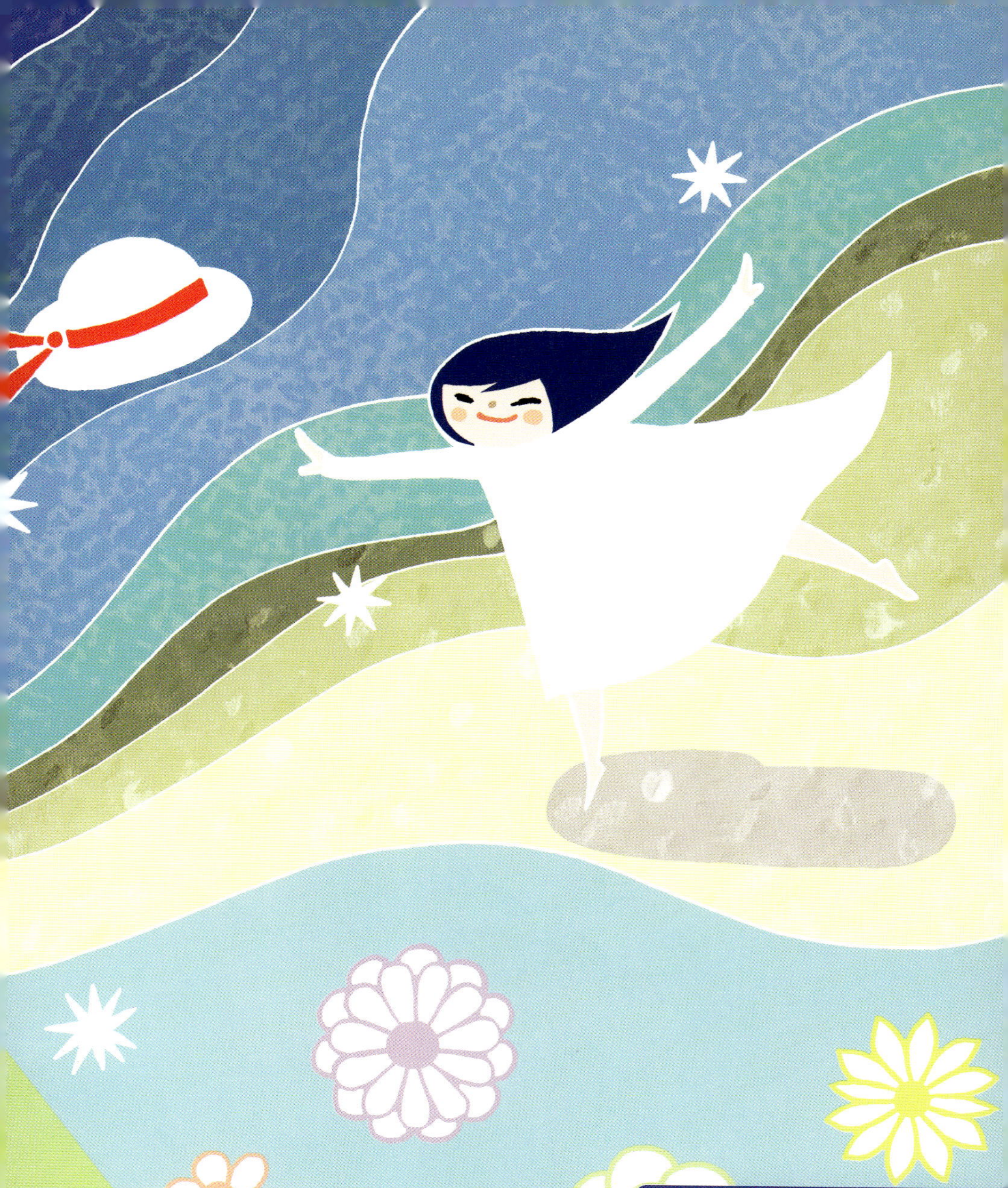

6. 楽しい体験の瞑想

まず瞑想に入り、「いまから子ども時代の楽しい体験に行きます」と宣言し、10、9、8……と数をへらしていく。楽しい体験が出てきたら、そこで数えるのをやめてワクワク感をじゅうぶんに堪能する。いくつかの楽しい体験を渡り歩いてもよい。ワクワク感が日常的に感じられるまで、毎日くり返す。

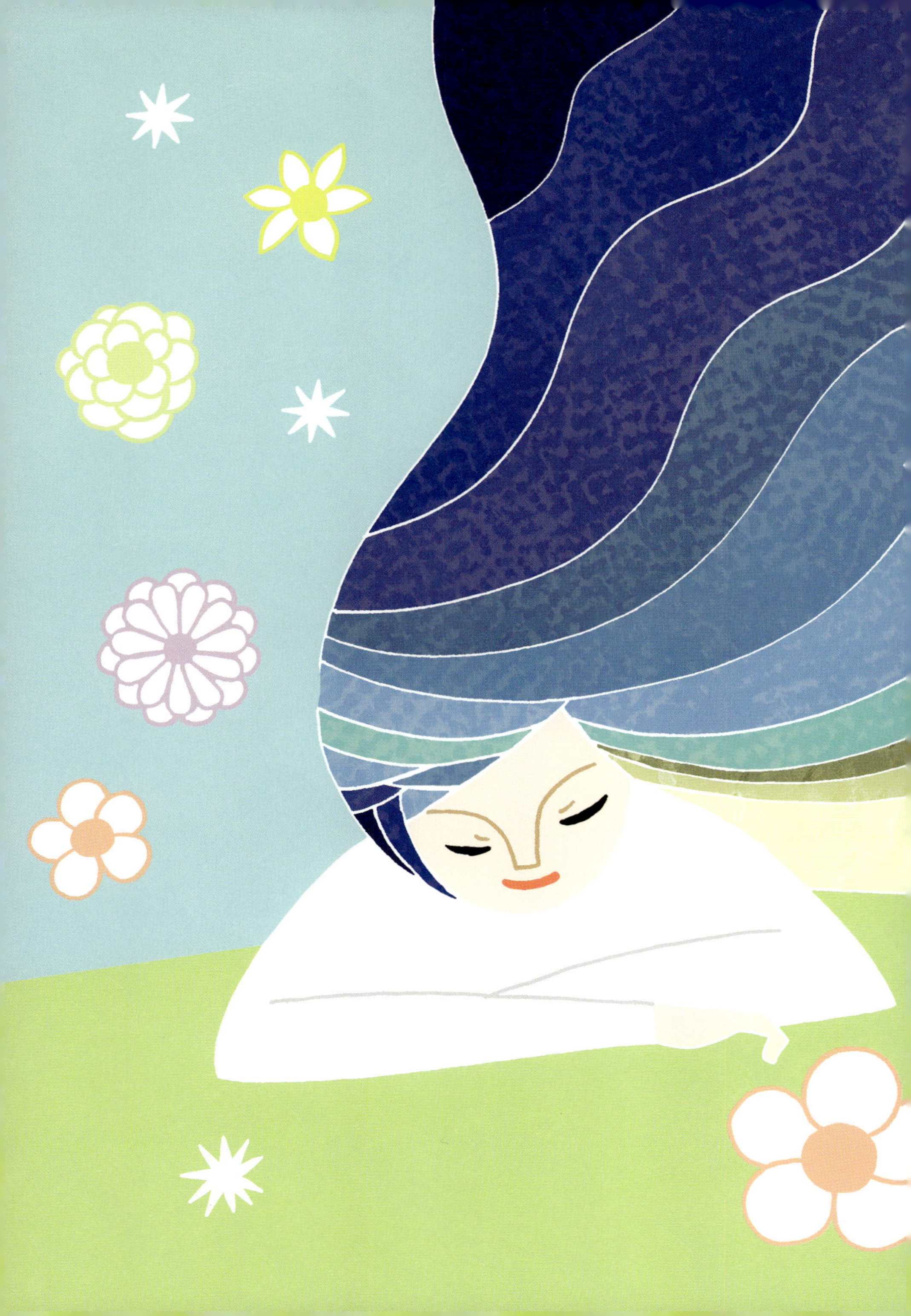

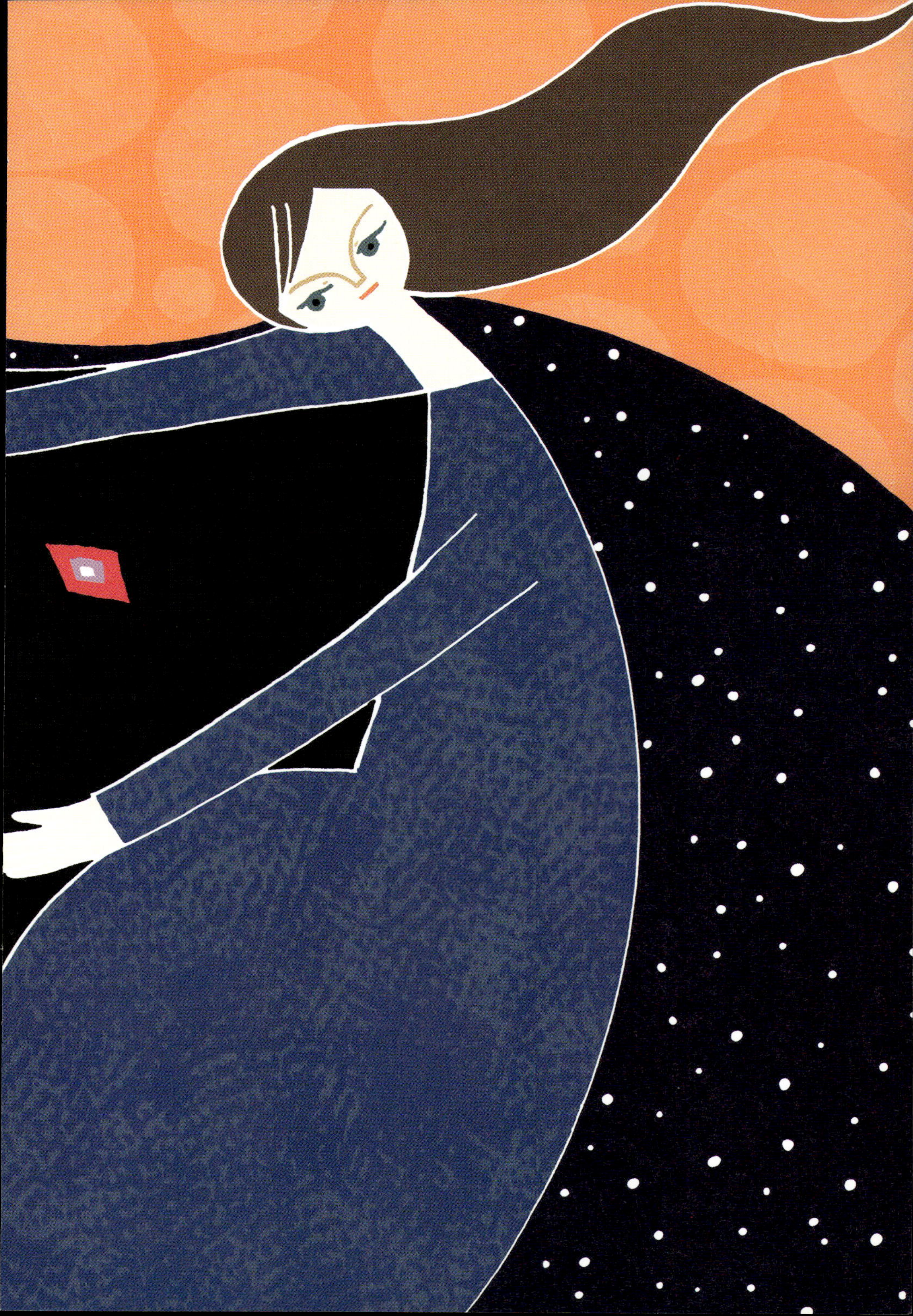

7. つらい体験の瞑想

「楽しい体験の瞑想」に入ったあと、「いまからつらい体験に行きます」と宣言し、1、２、3……とゆっくり数を数える。いやな感じが出てきたら、そこで数えるのをやめ、その情動をたっぷりと味わう。具体的な体験が出てこなかったら、その「いやな感じ」に焦点を当てて、「フォーカシング瞑想」に移行するとよい。

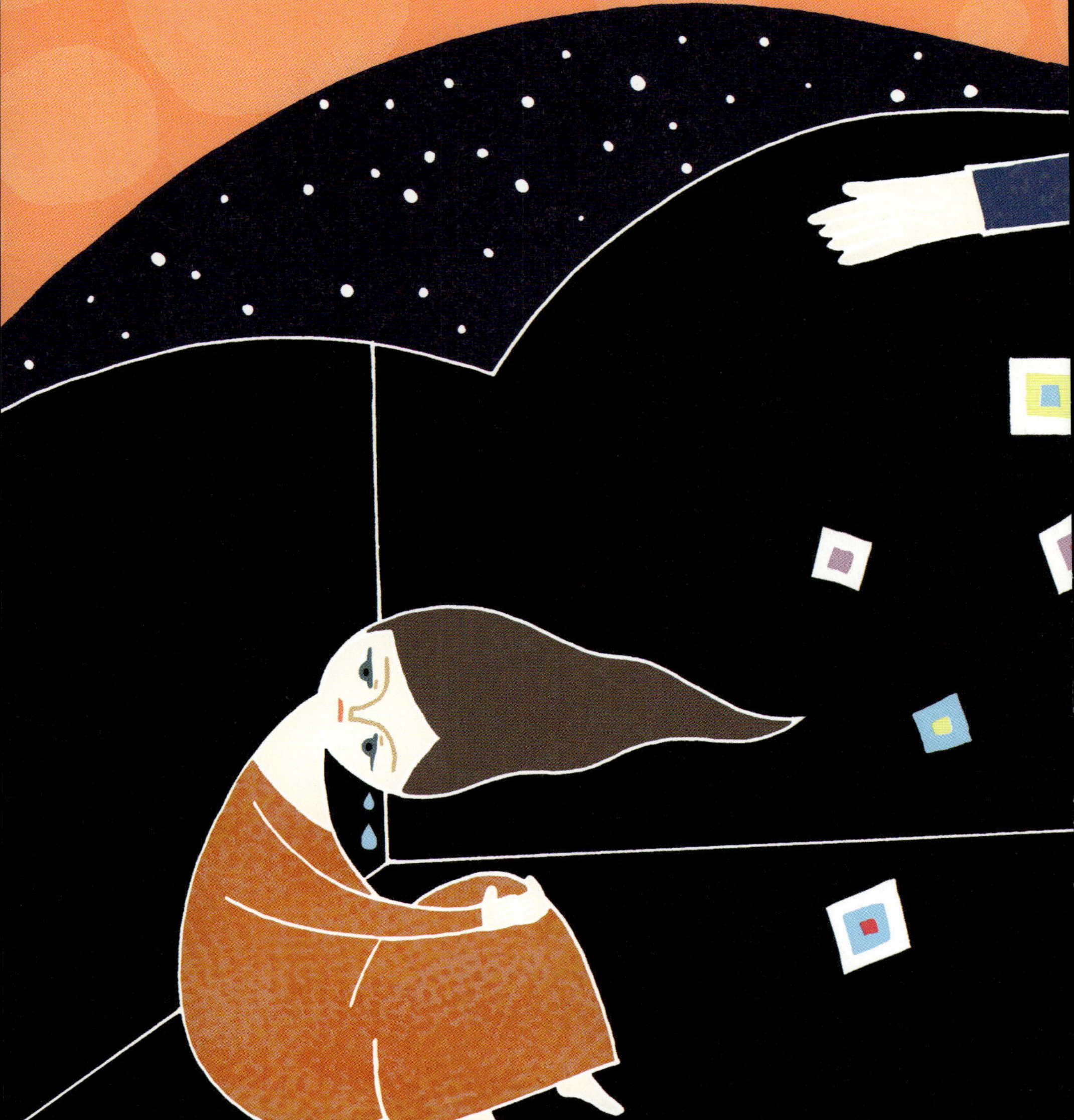

無意識層に巣くうモンスターたち

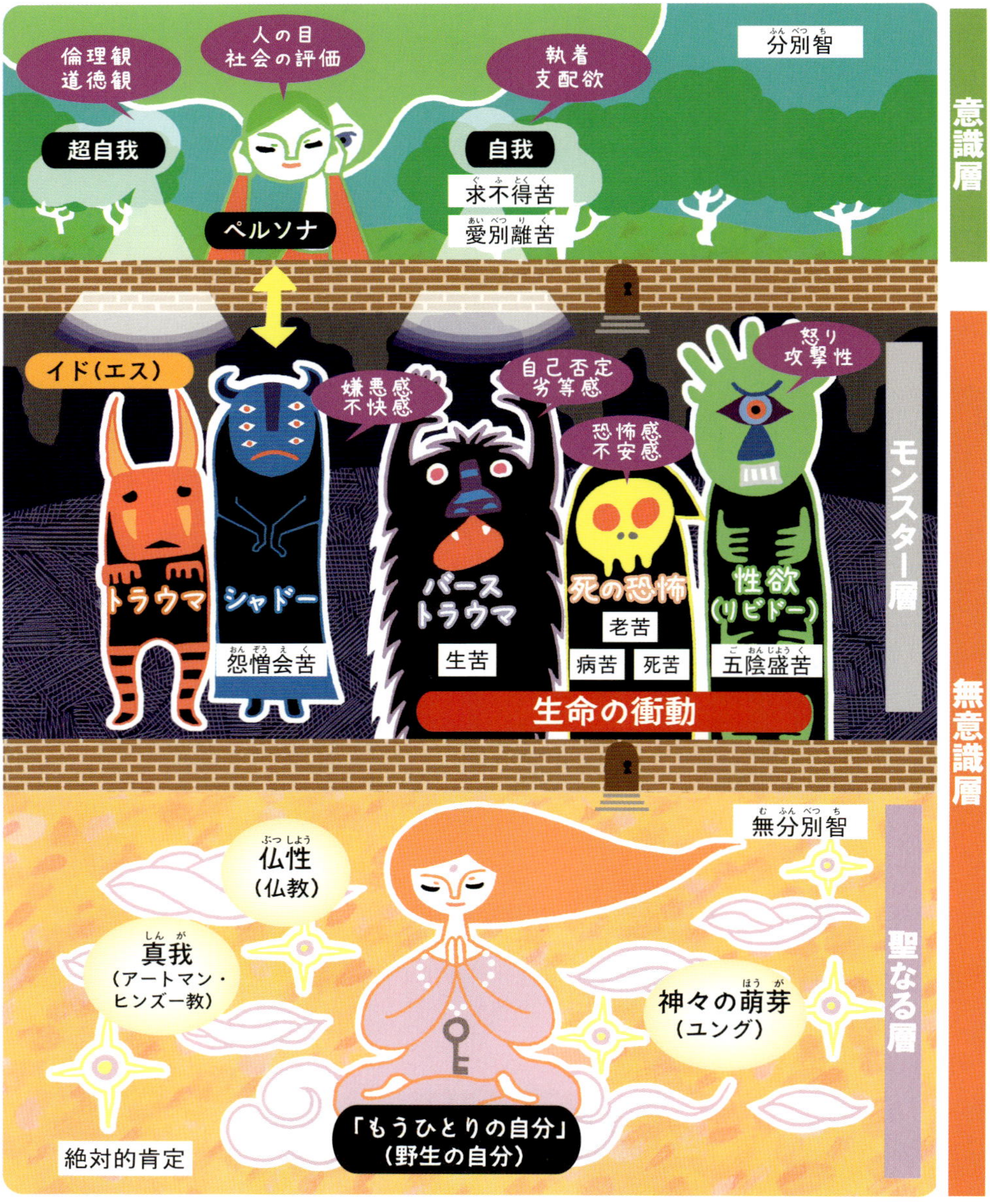

＊天外伺朗『運力』(祥伝社)より(一部改訂)

まえがき

本書は、企業経営者向けのセミナー「天外塾《てんげじゅく》」で、経営者たちがさまざまな問題に取り組み、解決していった記録をベースに、そのときに使った瞑想法《めいそうほう》や人間の深層心理の解説をしています。

その問題というのは、経営者に限ったことではなく、あらゆる人の悩みと共通です。したがって、本書でお伝えする方法論はすべての方のお役に立てると確信しています。

一般に問題解決というと、状況を詳しく分析して、複数の候補の中から合理的に解決策を導き、それを実行するというのが一般的です。

それに対して本書の方法論は、1ヵ月にわたって朝晩瞑想し、自らの内面を変えることにより、人間的な成長を伴って、より根本的に解決をはかるというものです。

自分の外側に対する働きかけは、いっさい行いません。

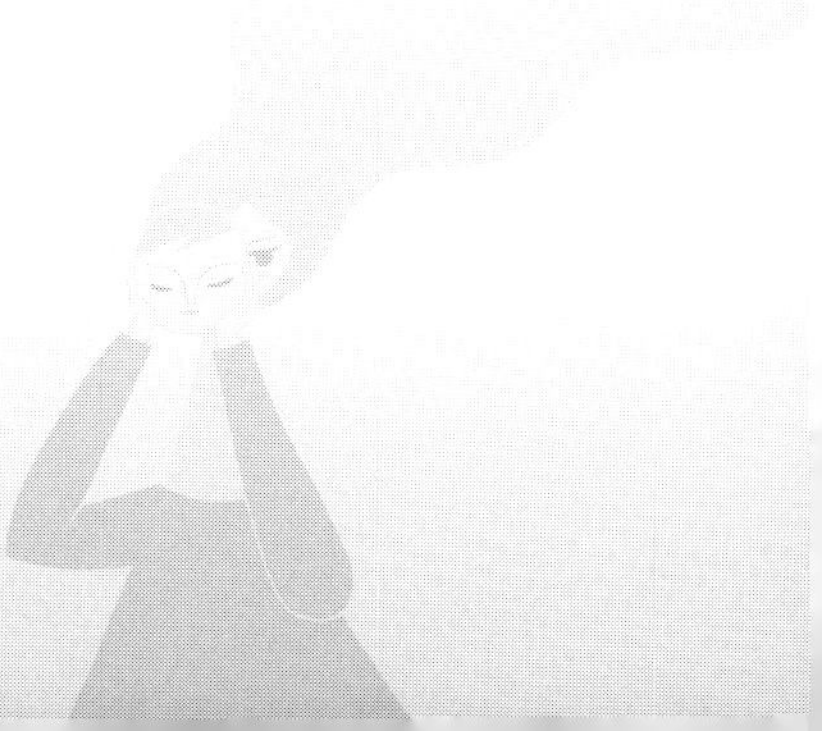

本書に登場する11人は、いずれも社会的に成功している人たちであり（ひとりだけ天外塾の塾生ではない）、大きな問題を抱えているからといって、周囲との人間関係はまともで日常の業務も人並み以上に滞《とどこお》りなく進めています。

しかしながら、本書のベースになっている理論は、精神を病《や》んでつらい人生を送っている人たちの治療に使われている深層心理学（意識に現れた心理現象や行動の背後には、表面に現れない無意識的な心理過程や動機があると仮定し、そのしくみを研究する心理学の総称）、およびトランスパーソナル心理学（宗教的な自己超越まで含めての心理的なプロセスや意識の成長・進化を探求する心理学の新しい潮流）そのものです。そういう治療では、カウンセラーやセラピスト（心理療法家）が患者をサポートすることによって、抑圧された情動が解放されて治癒《ちゆ》が進みます。

本書の方法論は、セラピストの援助に頼らず、問題を抱えた人が自分ひとりで瞑想をして、自らの力で解決をしていきます。ただし、問題に応じてどういう瞑想をすればいいのかは、私から指示を出しています。

私たちの心の奥深くの無意識のレベルには、人知れず何匹かのモンスターたちが巣くっています。そのモンスターが巨大化して、人生を支配するようになると、大きな問題を抱

間をかけて自ら解決することをお奨《すす》めします。

えることになります。

その構図は、精神を病んだ人でも社会の成功者でもまったく同じであり、したがって同じ理論が適用できます。もし、日常生活が差し支えなければ、セラピストに頼らずに、時間をかけて自ら解決することをお奨《すす》めします。

瞑想の内容は、「情動の瞑想」「感謝の瞑想」「親殺しの瞑想」「フォーカシング瞑想」「楽しい体験の瞑想」「つらい体験の瞑想」などです。このほかに「死の瞑想」というのも使っていますが、文章では表現しきれないので、本書では記述を省略しています。

「親殺しの瞑想」というのは、物騒な命名であり、多くの人が強烈な抵抗感を持ちますが、その抵抗感を利用した瞑想であり、ベースはユング心理学です。「殺し」というのは、ユングによる象徴的な表現であり、実際には瞑想中に、抑圧されていた否定的な情動を掘り起こして解放するだけです。

親子の葛藤《かっとう》というのは、みなさんは自分だけの問題だと思っていますが、人類に共通する普遍的な病理といえます。

いかに葛藤が強くても、やはり親子の情は強く、他人だとほぼ100％うまくいく「感謝の瞑想」が機能しないことがあります。その強烈に抑圧された情動の蓋《ふた》をこじ開けるために、「親殺しの瞑想」という極端な手段が有効なのです。

一般に、生きるのがつらいような精神的な病理を抱えている人を対象とするサイコセラピー（精神療法）は、その病理の原因からのアプローチ（たとえば精神分析）と、現在の症状を緩和することに集中するアプローチ（たとえばブリーフセラピー）がありますが、「問題解決の瞑想法」でも同じです。

ひとつの問題に対して、その根本原因である、たとえば親子の葛藤から攻める瞑想と、原因は脇に置いておいて、問題になっている情動をひたすら感じる、あるいは心にもない感謝の言葉をひたすら思う、という瞑想もあります。

どういう問題に、どういうアプローチをするかということは、多少の工夫が必要です。サイコセラピーの場合には、ともかく患者のつらい状況を改善するのが急務です。そのため、ときに侵襲的《しんしゅうてき》（負担が大きい傾向）であったり、操作的であったりします。

本書の方法論は、自らの意思で毎日瞑想するなど本人の努力が必要ですが、精神的な負担はきわめて小さく、自然です。また、単に表面的に問題を解決するだけではなく、ゆったりと時間をかけることにより、深い意識の変容につながるという特徴があります。

このような瞑想を続けていると、不思議な共時性《きょうじせい》（シンクロニシティ。意味のある偶然の一致）が頻発するようになります。外側に働きかけるのではなく、内面の問題に対処しているだけなのですが、なぜか外側の現実世界でそれと呼応するさまざまな出来事が起き、人生が整ってくるのです。

これは、合理的な説明はできませんが、ユングが共時性の説明で用いた、目に見える物質世界の背後に存在する「もうひとつの目に見えない世界」というのが本当に存在し、それが瞑想により動いて秩序が整い、現実が変わってくるのかな、とほのかに思っています。

本書の方法論は、ある程度瞑想に熟達していないと実行できません。瞑想に関する知識は必要ないので、付属のＣＤで3〜6ヵ月実習し（ＣＤの使い方は第18章にあります）、瞑想を体験してから、問題解決に取り組んでいただけたら幸いです。

２０１２年4月

天外《てんげ》伺朗《しろう》

問題解決のための瞑想法　目次

問題解決のための瞑想法

イラスト　大野　舞（Denali）
装幀　　　田栗克己

第1章　問題の本質はどこにあるのか?

２００７年に行われた日本合理化協会主催の天外塾《てんげじゆく》でのひとこまです。まだ20代でベンチャー企業を興して大成功をしたA君から、質問がありました。

彼の会社に仕事は熱心で、よくできるのだけど、遅刻の常習犯が２人いるというのです。何度注意しても直らず、最近では、彼らが遅刻をしてくるたびに強烈な怒りがわいてくるようになった。もう辞めてもらおうかとも思うのだが、会社としては著しい戦力低下になるので迷っている、ということでした。

A君の質問の要点は、「もっと効果的な注意の仕方はないだろうか」ということと、「このような問題社員を、一般的にどう扱ったらいいか」の２点でした。

私の答えは、「いったい、問題の本質はなんなのか、一緒に考えてみませんか?」でした。

A君は、キョトンとしていました。

それはそうでしょう。彼としては、問題は遅刻常習犯の2人にあるのはわかりきっており、その問題児たちをどう扱ったらいいかを聞きたかったからです。

〝遅刻が問題だと思っておられる……〟

「それはそうですよ、何度も何度も注意したのに、いっこうに改めようとしない……」

〝注意しても直らない……〟

「そう、だから、こういうふうに注意すればいいとか、厳罰に処すのがいいとか……何かいい知恵がないか、うかがいたかったのです」

〝とても困っておられるわけですね？〟

「いっそのこと、会社を辞めてもらおうかと思うのだけど、その後の穴がけっこうきつい……」

〝仕事は、おできになるわけだ〟

「仕事ができない奴《やつ》だったら、とっくの昔に辞めてもらっていますよ……」

〝何が一番不都合なのですか〟

「だから、遅刻することですよ」

〝でも、仕事はちゃんとやっている……〟

「いくら仕事ができても、ほかの社員に示しがつかないし、私は毎日怒り狂っています……」

〝激しい怒りがこみ上げてくるわけですね……〟

「ええ。本当に体が震えてくるほどです」

〝一番困っておられるのは、ご自身のその怒りなのではないですか？〟

「……あっ！……」

対話は、まだしばらく続きましたが、A君は自分にとっての最大の問題は、「その2人が遅刻すること」というよりは、「彼らが遅刻すると自分に激しい怒りがこみ上げてくること」だ、ということをやっとのことで納得してくれました。

よく考えれば、2人が遅刻をしても、もしA君が怒りを感じなかったら、業務は滞《とどこお》りなくちゃんと進むわけであり、なんの不都合もないのです。もちろん、遅刻により、職場の規律は乱れます。

しかしながら、規律というのは、業務を滞りなく進めるためにあるのであって、規律を守ることが目的になってしまったら本末転倒です。

A君は、起床直後と就寝前と、毎日2回瞑想《めいそう》に取り組むという課題を実行することになりました。瞑想のテーマは「情動」であり、2人が遅刻してきたことを想像し、そのときの自らの「怒り」に焦点を当てて、それをしっかり感じながら約30分間瞑想をするのです。

幸いA君は、すでに何年かの瞑想体験があり、この課題は難しくはありませんでした。ただ、「毎日必ず実行する」という約束だったため、深酒をしたときなどは大変でしたが、強い意志で乗り切りました。

1ヵ月後の天外塾で、A君は「怒りがまったく消えた」と報告してくれました。その結果には、本人もたいそう驚いていました。

それからしばらくして、彼は会社にフレックスタイムを導入しました。つまり、2人の遅刻に対して、会社の規律のほうを変更して解決をはかったのです。それを契機に会社の業績は大幅に伸びました。

さて、この件をもう一度振り返ってみましょう。

A君は当初、「問題は、2人が遅刻をすること」であり、「2人が遅刻をしなくなる」という解決法しか見えていませんでした。もちろん、それが間違いというわけではありません。上手に注意して、2人が遅刻しなくなれば、それなりにひとつの解決です。

これは、自分の外側の状況を変えて問題を解決する、という方法論です。いま、世の中で「問題の解決」というと、一般に自分の外側しか見ない傾向があります。

ところが、自分の外側の問題に対応する意識の内側の問題点を発掘し、それを変えるという解決法もあります（一般にはあまり知られていません）。

ほとんどの人は気づかないでしょうが、「2人が遅刻すること」より、「2人が遅刻をすると、激しい怒りを感じる」ことのほうが、より本質的な問題点なのです。したがって、自分の内側が変わると、より本質的な解決に向かいます。

もし、注意の仕方を工夫して、2人が遅刻をしなくなったと仮定してみましょう。本人は、「ああ、よかった。これで問題は解決した」と思うでしょう。ところが、本人の深層心理における「怒りの衝動の源」はまったく解消していません。

そうすると今度は、怒りをぶつける別の対象を見つけ出すことになります。遅刻が解決しても、問題点をほかにシフトするだけで、本当はなんの解決にもなっていないのです。

つまり、「怒りを感じるのは、2人が遅刻をするからだ」というのは、間違いとはいいませんが、とても表面的な解釈であり、本当は自分の意識の深いところに激しい「怒りの衝動の源」があり、それをぶつける対象として「2人の遅刻」が選ばれているだけなのです。

そういった深層心理のメカニズムはあまり知られていないので、多くの人が自分の外側の状況を変えることに躍起《やっき》になっています。そういう人は、いくら必死に努力を続けても、次々に問題点がシフトするだけで、いっこうに人生は好転しません。

いま、会社の経営の問題を論じてきましたが、これは、あらゆる人生のあらゆる局面に当てはまります。

恋人やパートナー、家族、友人、上司や部下との人間関係、組織の動きなどで、もし激しい情動を伴うような問題点を発見したら、本質的な問題点は自分の内側にある、と考えたほうがいいでしょう。

極論すれば、すべての問題点は自分の内側にあるのです。

●情動の瞑想

激しい情動（怒り、悲しみ、喪失感など）を想起するシーンを想い出し、そ

の情動をしっかり感じながら瞑想する。

人生のアドバイス① 問題の本質は、必ず自分の内側に潜んでいる。

第2章　なぜ瞑想なのか？

よく、「人を変えようとしないで、自分を変えなさい」といわれますね。「変えられるのは自分と未来、変えられないのは他人と過去」という言葉もよく聞きます。

第1章で述べたことも、まさにその通りです。

しかしながら、「自分を変えなさい」といわれても、そんなに簡単に変われるものでしょうか。たとえば、毎朝7時に起きていた人が、6時に起きよう、というのであれば、意志の力と目覚まし時計の助けを借りれば、すぐに実行できるでしょう。

ところが、怒りや悲しみを感じている人に「感じないようにしましょう」といっても、虚《むな》しいだけですね。

怒りを感じても、それを抑え込んで、外に表出しないことは意志の力である程度はできます。これを、心理学では「抑圧する」といいます。

私たちは、やたらに絶えず怒りをぶちまけていたら、社会生活に支障をもたらすことをよく知っています。したがって、文明人は例外なく怒りを抑圧して生きています。特に、大きな組織に属している人ほど、その傾向は強いでしょう。

抑圧が習慣化してくると、本人がそれを感じる前に自動的に抑圧するようになってきます。これは、怒っても当然のような状況でも怒りを感じなくなるので、表面的には怒りを克服したかのように見えます。

ところが、実際には事態を深刻化させているのです。

情動や衝動は、抑圧が続くと、それが意識の深層レベルに蓄積してモンスターになってしまうという傾向があります。ふだんは自動的に抑圧されるので、一見すると怒りを克服したかのように見えるのですが、実際には、それが深層意識にどんどん蓄積されてモンスター化し、そのモンスターに支配される人生になってしまうのです。

第1章で「怒りの衝動の源」と呼んだのは、このモンスターのことです。モンスターは、何かのきっかけで暴れる機会を待っています。つまり、抑圧したときとはまったく別の状況下で、激しい怒りとなって浮上してきます。

Ａ君の場合には、事情はわかりませんが、長年にわたって怒りを抑圧してきたことは間違いないでしょう。

若くして起業し、成功を収めたわけですから、たくさんの理不尽な扱いにも耐えてきただろうし、相当な苦労をしてきたと思われます。

普通に話している限り、とても柔和な感じなのですが、その苦労が積もり積もって、巨大なモンスターを育ててしまったのでしょう。

２人の遅刻常習犯に接したとき、たまたまそのモンスターがうごめき始めたのです。

だから、上手に説得して２人が遅刻しなくなっても、モンスターはそのまま残るので根本的な解決にはなりません。一件落着のように見えても、モンスターは次のターゲットを虎視眈々《こしたんたん》と狙《ねら》っています。

それが浮上して、また怒りがこみ上げてきたとき、本人は前とは違う新たな問題が勃発《ぼっぱつ》した、と思うでしょう。でも、それは同じモンスターが暴れているだけなのです。

よく、「なんで俺のところはこんなに問題が多いのだ」と嘆きつつ、年がら年じゅう問題解決に走り回っている人がいますね。話を聞いていると、たしかにいろいろな問題が次々起こっているように見えます。普通は、「運が悪いね」ですませています。

しかしながら、実体は問題解決が表面的なため、1匹のモンスターがあちこちに顔を出しているのです。つまり、周囲の状況に問題があるのではなく、本人のモンスターが、さまざまな問題に投影しているだけなのです。

その人は、モンスターを手なずけない限り、死ぬまで問題解決に走り回ることになるでしょう。

このあとの章で、さまざまなモンスターが登場してきますが、人生で同じようなパターンを何度も何度もくり返している人は、そのいずれかのモンスターの支配下にあると思って間違いないでしょう。

たとえば、同じような影のある異性に惹《ひ》かれ、毎回どろどろになってしまうとか、同じような失恋をくり返す、あるいは人間集団の中で必ず浮き上がってしまうなどという場合には、「親との葛藤《かっとう》」が原因で育ってしまったモンスターがうごめいています。

モンスターは、意識や意志の光が届かない深層意識の暗闇（以後「無意識」と呼ぶ）に棲息《せいそく》しています。したがって、本人はモンスターの存在に気づくことはできません。

「自分を変える」ということは、ほとんどの場合、モンスターとのつき合い方を変えることになりますが、「目覚まし時計をかけて6時に起きる」というのと違って、いくら意志が強くても、いかに努力をしても、いくらがんばっても、存在すらわからないモンスターには手が届きません。

結局、根本から「自分を変える」ということは、「他人を変える」と同じくらい大変なのです。

そこで、どうしても瞑想《めいそう》が必要になります。それも、1、2回やりました、というレベルではなく、1ヵ月間朝夕必ずやる、くらいの覚悟が必要です。

いい加減な気持ちでやっても、とてもモンスターには太刀打ちできません。天外塾《てんげじゅく》が、月1回の開催になっているのは、その中間で個々の実習をみっちりやっていただくためです。

2005年から天外塾を開いていますが、いまのところ宿題を実施することに合意したけどやれなかった、という人はごく少数です。おそらく、経営者たちはそれだけ意思が強く、真剣に取り組んでいただいているためだと思います。

読者も、もし問題解決を目指すのなら、同じように真剣に取り組んでいただきたいと思います。

ゲシュタルト・セラピーなどのサイコセラピー（精神療法）や催眠療法を用いれば、1ヵ月もかけずに、比較的短期間で無意識の問題を解決に持っていけます。日常生活が耐えがたいほどの問題を抱えている人は、そういう解決法もいいでしょう。

しかしながら、A君のように、日常的には滞《とどこお》りなく業務をこなしている人は、なるべく外部のセラピストに頼らず、自らの力で解決に取り組むことをお奨《すす》めします。

また、短期間に一挙に解決するより、1ヵ月という時間をかけたほうが、スムースで自然な解決になるだけでなく、より深い変容につながります。

そうやって人は変容し、成長していくのです。

無意識というのは、普通の意識状態では理性などの厚い壁に阻《はば》まれて到達できないのですが、瞑想状態ではその壁が薄くなります。つまり、瞑想というのは、無意識に光を当てる作業なのです。

モンスターは、もともと抑圧されたものが無意識の暗闇に逃げ込んで巨大化したわけですから、無意識に光が当たり存在を認めてやればおとなしくなります。

A君が、自らの怒りに焦点を当てて毎日瞑想をしたら、問題点がコロッと解決したのはそのためです。暗闇で暴れていた怒りのモンスターが、瞑想の光で少しおとなしくなったのです（いなくなることはありません）。

瞑想の効能① 無意識に光を当てる。存在を認められたモンスターはおとなしくなる。そうすると、そのモンスターに起因する問題点が解決する。

人生のアドバイス② 日常生活に支障がないレベルの人は、セラピストに頼らず、長期間の瞑想で問題を解決することがお奨め。ゆったりと時間をかけることにより、意識の変容が深くなる。人は、そうやって変容し、成長していく。

第3章　結果を手放す

A君はその後、2009年度前期の天外塾《てんげじゆく》を再び受講しました。塾生の質問に関連して2年前のエピソード（第1章）を披露してくれましたが、その様子は拙著『経営者の運力』（講談社）に出ています（「天外塾実況中継④」、227ページ、塾生Hとして……）。

そのため多くの塾生が、1ヵ月間瞑想《めいそう》を続けると、問題があると感じている従業員に対して、その従業員を受容できるようになって、問題が解決すると思い込んでいます。

これは、大きな誤解です。

1ヵ月の瞑想によって多くの難問が解決することは事実ですが、そのとき必要な瞑想はケースによって大きく異なり（それを、このあとの章で順番に説明します）、また結果がどうなるかは、事前にはわかりません。

逆に、ひとつの結果を期待して固執《こしつ》してしまうと、問題解決に向かわない恐れがあります。どういう結果になるかは、神様にでもお任せして、自らの期待を手放さないとうまくいきません。

2010年度後期の天外塾の塾生Bさんは、従業員のひとりをどうしても受け入れられない、という悩みを訴えました。天外塾では、「従業員を徹底的に信頼して任せる」というマネジメントを教えているのに、信頼することも任せることもできず、憎しみに似た感情すらわいてくる、経営者として自分の限界を感じる、という悩みでした。

Bさんは、「感謝の瞑想」を1ヵ月続けることになりました。瞑想に入ってその問題の従業員を思い浮かべ、感謝の言葉を思うのです。

その従業員のことを快く思っていないのですから、心から感謝しようと思っても無理です。無理をすると、毎日続けることはできません。

「感謝の瞑想」のコツは、心で思っていることとは無関係に、まったく表面的に感謝の言葉を思うことです。そうそう言葉はわいてきませんから、あらかじめ定型文を用意しておくといいでしょう。

たとえば、「あなたがいろいろとトラブルを起こしてくれるおかげで、私の忍耐力が鍛えられています。おかげさまで長い目で見れば、私の人間性は向上するでしょう。どうもありがとうございます」などです。

心にもない感謝の言葉でいいのですが、事実と違うことはいわないほうがいいでしょう。いろいろないやな思いをそのままいって、最後に強引に感謝の言葉に持っていくのがコツです。

A君のときは「情動の瞑想」だったのに、なぜBさんは「感謝の瞑想」になったかというと、Bさんは激しい情動を感じていなかったからです。違和感と多少の憎しみがありましたが、A君ほどのはっきりした激情はなく、理性的な感じでした。

この場合には、Bさんの「経営者として失格」という自己否定感に焦点を当てる方法もありますが、それもあまり適切ではないように感じたので「感謝の瞑想」をお奨《すす》めしたのです。

1ヵ月後にBさんは、その問題社員に会社を辞めてもらう決心をしていました。その結論に一番驚いたのは、Bさん自身でした。

というのは、Bさんも1ヵ月瞑想すればその社員を受容できるようになる、と誤解をしていたからです。

ところが、「感謝の瞑想」を始めてみると、いままではあまり聞こえてこなかった、その社員の素行の悪さがどんどん耳に飛び込んでくるようになったのです。

「どうしてこんなことが起きたのでしょう?」

と聞かれましたが、もちろん、はるか彼方にいる私が、明解な理由を説明することは不可能です。

ただ、次のような推定は、ある程度の妥当性があるのではないかと思います。

瞑想を始める前までのBさんは、「その問題社員を受容しなければいけない」「受容できない自分は、経営者として失格だ」と、固く信じ込んでいました。

そういう誤った信念を、私は「理性による思い込み」と呼んでいます。理性で「こうでなければいけない」と強く思い、自らの行動を規制しようとし、かえって真実の姿が見えなくなっている、という現象です。「プラス思考」などを信奉していると、その傾向が顕著に出ます。

Bさんの場合には、「経営者として失格」という自己否定感を伴っていましたから、よけいに信念が強固な枠《わく》を作り、真実を覆《おお》い隠していた可能性があります。

たとえば、部下がその問題社員の素行の悪さを報告しても、Bさんは「理性による思い込み」から、どうしてもその報告を否定するような態度がどこかに出てしまうでしょう。それを敏感に察知した部下は、もう2度と問題社員の素行の悪さをBさんに上げなくなるかもしれません。人の悪口を上司に報告することは、そもそも気が重いものです。

あるいは、報告を受けてもBさん自身が目にしても、それを心の中で否定して、打ち消してしまう傾向も出てきます。

つまり、「理性による思い込み」は、Bさんの判断力を曇らせてしまう働きを持っているのです。

前述のように、瞑想は理性の働きを弱めます。つまり「理性による思い込み」も弱まり、いままでそれによってブロックされていた情報が、しっかり聞こえてくるようになる、ということは大いにありえます。

もちろんそのとき、「瞑想をして、絶対に問題社員を受容できるようにしたい」という目的意識が強すぎると、「理性による思い込み」が外れない可能性もあります。Bさんの場合、そういう目的意識があることはあったのですが、幸いにあまり強くはなかったのでうまくいったのでしょう。

せっかく瞑想しても結果に固執すると、問題解決に向かえないというのは、そういうことです。結果がどう出るかということは、多くの場合本人の予想をはるかに超えており、自分の思惑や願望、目的意識などを手放して、まっさらな状態で瞑想しないと物事の本質には迫れません。

感謝の瞑想 瞑想に入って、対象の人を思い浮かべ、心の中で感謝の言葉を思い浮かべる。心から感謝する必要はなく、表面的な言葉でかまわない。

瞑想の効能② 「理性による思い込み」を弱め、物事の本質を浮き彫りにする。

瞑想の注意事項① 結果に対する自分の思惑や願望、目的意識などを手放し、まっさらな状態で瞑想しないと、物事の本質が浮かび上がってこない。

人生のアドバイス③ 「すべての人を受容しなければいけない」というのは、「理性による思い込み」であり、物事をこじらせる要因。「いい人」を装うことから脱却しないと、問題は解決しない。

第4章　「祈り」や「呪い」の危険性

ここで述べた「情動の瞑想《めいそう》」や「感謝の瞑想」などは、外側の世界に対して、なんら能動的な働きかけをしていないことに注意してください。

ただひたすら、怒りの情動を感じたり、いやだと思ったりしている人に対して心にもない感謝の言葉を投げかけるだけで、まったく受動的なのです。

このことは、とても大切です。

本書でお奨めしている「問題解決のための瞑想法」は、すべて受動的であり、自分の外側の世界が動くように働きかける能動的な願いは厳禁です。

A君のケースで、もし「従業員が遅刻しないようになってほしい」、あるいはBさんのケースで「自分が問題社員を受容できるようになりたい」という願いを瞑想中に思うと、それは「エゴの実現」を祈ることになってしまいます。

「祈り」で問題解決をすることもできるのですが、それは大きな危険をはらんでおり、お奨《すす》めできません。

瞑想中に「エゴの実現」を祈ってはいけません！

『経営者の運力』（講談社）で、そのことを詳しく書きました。そこで述べた例を簡単に記します。

毎朝、お経を上げている経営者が、ある日思い立って、どうしても邪魔な人に「いなくなるように」という願《がん》をかけました。この場合には、願の中でも「辞めてほしい」というネガティブな要素が強いので、「祈り」というよりは「呪《のろ》い」と呼んだほうがいいでしょう。

その経営者は、祈りの力がじゅうぶんに強かったのか、数ヵ月後には、対象にした人は自主的に会社を辞めていきました。

ところが、それからしばらくして、本人が脳梗塞《のうこうそく》（脳の血管が詰まって起こる病気）で倒れ、引退を余儀なくされてしまったのです。

理性的に考える人は、「祈り（呪い）」と、その人が辞めたこと、本人が倒れたことなどはなんの関連もなく、「単なる偶然だろう」と思うでしょう。世の中の一般常識も、その解釈を支持しています。そう考えて悪い理由はひとつもありません。

その人が辞めたのは「呪い（祈り）」が効いたからなのか、それとも偶然だったのかは、議論しても結論は出ません。

私自身は偶然ではなく、「呪い（祈り）」が効いたのだと思います。昔の人は、このような現象を「人を呪わば穴二つ」と表現しました。

この例はネガティブな「呪い」でしたが、ポジティブな結果を願う「祈り」でも危険なことはまったく同じです。

この人の場合には、「呪い（祈り）の言葉」で表現された内容は１００％実現している点にご注目ください。

本当はその経営者は、その人がいなくなり、自分がじゅうぶんに実権を握り、思う存分腕をふるい、会社の業績も上がり、自分も従業員もハッピーという状態を願ったはずです。

ところが、そういう周辺状況まで含めて、ありとあらゆることを全部記述することは不可能ですから、「あの人が会社からいなくなりますように」という一点だけを祈ることになります。

そして、その一点だけが聞き届けられれば、それ以外何が起ころうとも、（……神様に……）文句をいう筋合いはないのです。

これが、「祈り」や「呪い」の危険性です。

「祈り」など気休めで効くはずがない、という信念を持っている人は、この章を読み飛ばしていただいてけっこうですが、多少なりとも効くかもしれないな、と思っている人は、このことを重く受け止めてください。

私たちは、神社仏閣で「試験に受かりますように」とか、「こうなりますように」とかと気軽に願《がん》をかけますが、これは本当はとても危険なのです。

一般的には、正直にいって「祈り」はあまり効かないので、危険性は少ないと思います。しかし、熟達者が瞑想に入った状態での「祈り」や「呪い」は、有効であるとともに大きな危険を伴う、と私は考えています。

なぜ危険かという合理的な説明はできませんが、おそらく自分のエゴの実現を祈り、それが達成されると、宇宙の秩序が乱れ、別のところにその歪《ひず》みが出てくるのではないかと考えています。

さきほどの経営者の例のように、思わぬところでとんでもないことが起きて、総合的に考えると、物事がちっともよくはなっていない、ということがありえます。

俗な表現を用いれば、自分の都合のいいように宇宙をコントロールしようとすると、その罰を受ける、ともいえます。

瞑想中外の世界をコントロールするような願いを思うと、思わぬところで歪みが出る危険性があります。

じつは本章は、あとから急遽《きゅうきょ》書き加えました。それは、現実に問題が起きたからです。

前章で紹介したBさんは、問題社員から「心を入れ替えてがんばるのでよろしくお願いします」という意思表示があり、毎週反省文が提出されるようになり、退職勧告のタイミングを失ったまま時間が過ぎていきました。

数ヵ月後に「感謝の瞑想」を再開したのですが、いつの間にか受動的な感謝ではなく、「あの人がいなくなってほしい。そのためには、自分に少々ダメージがあってもいい」という「コントロール願望の祈り」に変わってしまいました。

本人も、「感謝」が「祈り（呪い）」に変わっていることに気づきませんでした。そして、激しい体調不良に見舞われて、初めて大変な間違いをしでかしたことに気づいたということです。

２０１１年12月２日の天外塾《てんげじゅく》「運力強化特別セミナー」に出席したＢさんは、ことの顛末《てんまつ》をレポートにして提出してくれました。

これは私にとっては、とてもありがたいレポートになりました。

天外塾の開催中は、かなり懇切丁寧に瞑想のやり方を指導しており、このような間違いはまず起きません。

Ｂさんは２０１０年度後期の塾生のため、２０１１年3月には卒業しています。したがって、２度目の感謝の瞑想に入ったときには、前回の指導の記憶に基づいて自主的にスタートしました。

前回1ヵ月の経験はしているのですが、やはり記憶が薄くなっていたのか、毎日瞑想するうちに、いつの間にか「感謝」が「呪い」に変わってしまったのです。

このことにより、「問題解決のための瞑想法」をテーマとした本を出版することの危険性を思い知らされました。

直接指導を受けていても、数ヵ月たつと本人も気づかぬうちに瞑想の内容が変わることがあるのです。ということは、本を読んだだけで実行すると、どういう誤解が起きるのかわかりません。

やり方を間違えて効果がなかった、というだけならまだいいのですが、害を及ぼした、ということになれば大変です。

最も危険なのが、受動的であるべき瞑想が「祈り」や「呪い」に変わったときです。Bさんのレポートを見て、すぐにこの章を追加することを決めました。


最大の問題点は、多くの人が神社仏閣で願いごと、つまり「祈り」や「呪い」をすることに慣れ切っており、神社仏閣側もしきりに現世利益《げんぜりやく》を説いていることです。だから、ついついその習慣が出てしまうのだと思います。

「呪い」がよくない、ということは常識的ですが、それは他人を落とし入れるようなことを願うのは人間としての倫理に反する、という感じでしょう。

その論理でいくと、「祈り」はいいことを願うのだから、なんの後ろめたさもないということになります。

「祈り」や「呪い」の本当の危険性を指摘している人はほとんどいません。

だから誰しもが、エゴの実現を平気で祈っています。私から見ると、それだけみなさんの「祈り」は実効がないのかな、と思います。

表面的な意識レベルでいくら祈っても、あまり実効はなく、したがって危険も少ないのでしょう。

もし、神社仏閣で願いごとがどんどん叶《かな》うようなら、Bさんのような問題点に気づく人が必ず出てくるでしょうし、宗教家は祈り方を指導するようになるでしょう。

ただ、心ある宗教家はいまでもちゃんと祈り方を指導しています。以前、伊勢神宮《いせじんぐう》に参拝したとき宮司《ぐうじ》さんから聞いた話です。

伊勢神宮には選挙前に、国会議員が大勢参拝に来ますが、「当選させてください」ではなく、「神様の御心のままの結果でありますように……」と祈るように指導している、ということでした。

こういう祈りをすれば、危険性はありません。自分のエゴを手放しているからです。

私が、「祈り」について一般常識とは違う考えを持ち、その危険性を指摘できるのは、アメリカ・インディアンの長老に徹底的に鍛えられたからです。

2000年には「聖なるパイプ」を授与され、以来10年以上にわたって、アメリカ・インディアンの最も基本的な祈りの儀式である「パイプセレモニー」を執《と》り行ってきました。

アメリカ・インディアンは、「聖なるパイプ」を持って祈ると、あらゆることが実現すると信じています。そこで吐かれた祈りの言葉は、ひとつ残らず必ず創造主の耳に達するというのです。

そして彼らは、祈りの言葉が聞き届けられるということが、いったい何を意味しているのか、とてもよくわかっています。だから、安易にエゴの実現は祈りません。祈りの言葉で表現されなかったことがどうなるか保証がないからです。

私のパイプのお師匠様は、祈りの言葉が全部実現するということは、本当はとても危険なことなので、パイプを持ったら感謝の言葉以外を口にするな、と指導してくれました。

以来、私のパイプセレモニーでは、感謝の祈り以外はしていません。

瞑想の注意事項②

「問題解決のための瞑想法」では、自分の内面と向き合い、情動を感じたり、感謝の言葉を述べたり、情動を表出してののしることはあるが、外側の世界をコントロールしようとする願い（「祈り」または「呪い」）をこめてはならない。

人生のアドバイス④ 自分のエゴを実現しようとする「祈り」や「呪い」は、それがもし強力で実現に向かうと、その言葉で表現されなかったところで思わぬ結果を生むので、とても危険だ。

第5章　恐怖を克服する

これは天外塾《てんげじゅく》ではなく、私が指導している断食合宿中（2010年9月）のエピソードです。3日間で合計18回の瞑想《めいそう》があり、瞑想合宿といってもいいものでしょう。

2日目の夕方には、質疑応答の時間があり、Cさんから深刻な相談がありました。

Cさんは長年、介護の仕事をしており、もうじきそのキャリアを終えて引退する予定です。いままで、さしたるトラブルもなく、クライアントとはきわめて良好な人間関係を保って仕事を続けてきました。

ところが、最後の最後に、クライアントのDさんと深刻なトラブルが発生してしまったのです。

Cさん自身はまったく思い当たる節はないのですが、しばらく前からDさんは顔を合わせるたびにCさんを激しくののしるようになったのです。それも、「あんたなんか、早く死ねばいい！」などと、かなり激しい言葉を浴びせかけてくるというのです。

Cさんは、何か大きな誤解を生じたに違いないと思い、それを解こうと何度も対話を試みたのですが、まったくうまくいきませんでした。

最近では、職場以外の場所にいるときでも、あの柱の陰、扉が開くときにこのエレベーターの中など、あらゆる場所にDさんが潜んでいるような気がして、恐怖で心臓がドキドキする……。そんなところにいるはずはないので、自分でも異常だと思うけど……どうしようもない、という相談でした。

「Dさんは、障害を持っておられるので、対応にはとても注意を払ってきたつもりだったのです。……私も、一応プロとしてのプライドがありますし、最後にこんなことになってしまって、いままでの40年のキャリアはいったいなんだったんだろうと、悔しくて……。このまま引退するのは絶対にいやだし……」

〝なんとか解決したいのですね……〟

「はい、腹を割って話せば、必ずわかってもらえると思うんですよ、単純な誤解でしょうから……」

〝2人でじっくり話せば、誤解が解けると思っておられる……〟

「そうそう、ですから、どういう具合にアプローチしたらいいのかを、お聞きしたくて……。手紙を出したらいいのか、誰かに間に入ってもらうか、それとも直接ぶつかるか……。でも、どうしても勇気がわかなくて……」

〝ひょっとして、トラブルの前は、その人はあなたにすがってきませんでした?〟

「そうです、まったくその通りです。すごく頼りにされて……私のおかげで救われたと……。そう何度も何度もいわれました」

〝最近では、私がこうなったのはあなたのせいだ、といわれませんか?〟

「はい、何度もいわれました」

〝わかりました。明日から1ヵ月間、毎日瞑想することはできそうですか?〟

「瞑想ですか……」

〝そうです。1日2回、できれば朝晩。毎回30分ずつ……〟

「あ、はい。でもなんのために……?」

〝問題を解決するためですよ〟

「あっ、でも、Dさんと話し合わないと……」

〝その人と話し合って誤解を解くということは、きっぱりとあきらめてください〟

「……えっ⁉……」

〝問題は3つありますね。まずDさんの問題、それからあなたの問題、そして2人の人間関係の問題です〟

「……はい……」

〝Dさんの問題と2人の人間関係の問題を、ちょっと横に置いておいて、まずあなたの問題に取り組みましょうよ〟

「わかりました」

〝いま、生きるのがとてもつらい状態ですよね。Dさんに対する恐怖心が強くて……〟

「その通りです」

〝あなたの問題は、その人があなたに恨《うら》みを持っているかどうかとは関係なく、Dさんに対する恐怖心がとても強く育ってしまったことではないでしょうか〟

「でも、恐怖心の大本《おおもと》はDさんの恨みですから……」

〝ああ、それはそうですね。でも、あなたの中の恐怖心が減ってきて、あちこちにDさんが潜んでいるのではないかと、あらぬ妄想《もうそう》をかきたてられなくなり、最終的には「あなたなんか死んじまえ！」といわれても動揺しなくなれば、それであなたの問題は、さしあたり解決ですよね〟

「そういわれれば、そんな気もします」

〝毎日2回瞑想をして、その人をしっかりイメージし、心の中で感謝の言葉を唱えてください〟

「感謝の言葉？」

〝全然心をこめる必要はないですよ。きわめて表面的に「あなたにひどいことをいわれ続けてきたので、私はずいぶん鍛えられました。ありがとう」といった感じです。毎日同じ言葉でいいですよ。できそうですか？〟

「はい。やってみます」

〝劇的に効果があると思うので、毎日休まずにぜひ1ヵ月続けてください〟

「やります。人間関係の解決は、そのあとですか？」

〝それは無理ですよ。とてもできません〟

「えっ！　駄目なんですか」

〝私は医者ではないので、病名の診断をする立場にはないのですが、おそらくその人は、ボーダーライン（境界性人格障害《きょうかいせいじんかくしょうがい》のこと。詳しくは後述）でしょう。専門的なトレーニングを受けたサイコセラピスト（心理療法家）でも、簡単には扱えません。ときに、責任感を感じてなんとかしようとすると、一緒に地獄に引きずり込まれることもあります。セラピストの半数は、ボーダーラインという診断がつくと、診療を拒否するくらいです。とてもあなたの手に負える相手ではありません〟

「え――っ！」

〝お逃げなさい〟

「えっ……！」

〝一目散にお逃げなさい。後ろを振り返らないようにして……〟

「逃げるんですか？」

〝そうです。なるべく顔を合わせないようにする……会っても無視する〟

「……では、このままの状態で引退しろと……」

〝そうです。あなたの問題が解決できれば、それで終わりです〟

「Dさんとの人間関係は修復しない？」

〝Dさんがボーダーラインになってしまったのは、あなたとはなんの関係もありません。自分のせいだとは思わないように。解決は強力なセラピストでなければ無理で、さっきもいったように、とてもあなたの手には負えません〟

「ありがとうございます。そういっていただくと、とても気が楽になります」

ここでボーダーラインと呼んだのは、「境界性人格障害」のことです。当初は、正常と精神病の境界上の症状と考えられていましたが、最近ではかなり概念が変わってきました。

人格とは、個人の持つ一貫した行動傾向や思考のパターンを指し、「自分らしさ」ともいえます。その人格がバランスを欠くと、自らの衝動をコントロールできなくなったり、怒りっぽくなったり、ときには自分を傷つけたりし、対人関係は不安定になります。

作家の太宰治《だざいおさむ》がボーダーラインだったことは有名で、何度も自殺未遂をくり返し、妻や愛人に冷酷な仕打ちをしたようです。

ボーダーラインの人は、相手が離れていくことに恐怖感が強く、攻撃的になることがあります。


ボーダーラインの特徴は以下の通り。

①うつから不安まで揺れ動く感情の不安定さ
②相手を「好き」か「きらい」の両極端しかなく、中間がない
③好きな人に見捨てられることに、異常な恐怖感がある
④怒りっぽく切れやすい
⑤人の気を引くために、自傷行為や自殺未遂をくり返す
⑥浪費、アルコール中毒、薬物依存、性的な逸脱《いつだつ》、過食、暴走行為などに走りやすい

⑦自分がどんな人間なのかはっきりわからない
⑧常に喪失感《そうしつかん》を感じており、満足することがない

ただし、ボーダーライン的な傾向は誰でも持っており、人間関係が壊れると必ずそれが少しは顔を出します。人間の本質的な特性と思ってもいいでしょう。

逆に、自分の中にそういう傾向があるからこそ、病的なボーダーラインに引っかかって下手をすると地獄に引きずり込まれるのです。

Cさんのケースは、A君のケース（第1章）と同じように、問題が自分の中にあったのですが、相手がおそらく病的なボーダーラインの状態にあったこと、かなり極端な恐怖感にとらわれていたことなどが、事態を深刻化させておりました。

問題は恐怖感ですから、A君のケースと同じく、自分の恐怖感に焦点を当てて「情動の瞑想」をする、という方法論はとても有効です。しかしながら、Cさんはすでに耐えがたいほどの恐怖感を抱いており、瞑想中にそれを想《おも》い出すということは、ほとんど拷問《ごうもん》のようにつらいことになり、とても毎日続けられません。

そこで、比較的マイルドで抵抗感が少ない「感謝の瞑想」をお奨めしたのです。

人間の恐怖感の大本は、「死の恐怖」であり、動物としての基本的な自己保存本能に基づいています。文明人は、誰でも「死」から目を背《そむ》けて抑圧していますから、恐怖がモンスター化し、それに支配された人生を送っているのです。

したがって、恐怖感に対処するためには、「死と直面する」という瞑想も有効です。

ただし、Cさんのケースは、Dさんの存在があまりにも大きいので、間接的な「死と直面する瞑想」よりも、直接的にDさんをイメージする「感謝の瞑想」のほうが効果は大きいと思います。

毎月集まる天外塾と違って、Cさんの場合には瞑想の結果をチェックする手段がなかったのですが、幸いなことに、1ヵ月間の瞑想がとてもうまくいったという感謝のお手紙をいただきました。

本人のご了承が得られましたので、下記に公開します。

Cさんの手紙

正確に天外さんにいわれた通り座れたかどうかは疑問です。でも、毎日30分は必ず座りました。Dさん（私を脅《おど》して恐怖に落とし入れる人）のことを考えて座りました。雑念もわき、必ずしも、いつもいつも感謝の言葉をかける瞑想ではなかったかもしれませんが、なるべく「ありがとう」の気持ちで努力しました。Dさんにはその後会っていないので、会ったとき私がどう感じるかはわかりません。

しかし、動揺はなくなりました。心が平和になり、Dさんにとらわれることはなくなりました。それまでは、何かのたびにDさんのことが頭に浮かんできて、1日たりともDさんのことを考えない日はなかったのに、いまは、まったく思い出しません。

Dさんには会いたくありませんが、もし出会ったら自分がどんな気持ちになるのか、楽しみになってきました。

Dさんのことばかり心に引っかかっていたつもりだったのですが、毎日瞑想しているうちに不思議、不思議、ぎくしゃくしている人が、まだ私の周りにたくさんいたことに気がついたのです。

急に何人かの人が、とても私に優しくなりました。いつも、つっけんどんに私に接していた人が、まるで別人のように、わかりやすく、優しく話してくれるようになりました。そのとき初めて、私はこの人たちとも「あまりうまくいってなかったんだなあ」と気がつきました。私にとても近い関係の、夫や弟や娘たちでした。

ほかのことも連鎖的に解決してしまったのです。

どうしてなんでしょう。私には不思議でたまりません。

私はほとんど何もせず、ただ毎日座っただけです。どういうメカニズムなのでしょうか。感謝、感謝でいっぱいです。

（後略）

Cさんは、Dさんに対する恐怖感を解決するために瞑想を続けたのですが、結果的には夫や弟や娘たちとの関係も大幅に改善されました。問題の背後には、必ず自らの無意識に潜むモンスターの存在がありますから、ひとつの問題が解決してモンスターがおとなしくなれば、ほかの問題も自動的に解決することもあります。

Cさんの場合には、なんのアプローチもしていない夫や弟、娘などの態度が変わりました。あるいは、自覚がなくても自らの態度が変わったのかもしれませんが、私の印象としては、「目に見えないもうひとつの宇宙」の秩序が、瞑想で変わったような気がします。

瞑想の効能③　ひとつの問題を解決すると、連鎖反応的にほかの問題も解決することがある。これは、無意識に潜んでいたモンスターがおとなしくなるため。

瞑想の注意事項③　有効な方法でも、極端につらいことに歯を食いしばって取り組もうとすると、毎日は続かない。なるべく楽な方法を毎日欠かさず長く続けることが重要。

人生のアドバイス⑤　人間関係のこじれは、ときに相手がボーダーライン（境界性人格障害）と呼ばれる状態に陥《おちい》っていることもある。特にトレーニングを受けていない人は、ボーダーラインの人と直接かかわって解決するのは難しい。自分の問題が解決すれば、それでじゅうぶんと思ったほうがよい。

第6章　「シャドー」という名のモンスター

第3章で述べたBさんのエピソードは、「問題社員」を発見して、排除する決心をしたというストーリーです。

第5章のCさんのエピソードでは、トラブルが生じた相手のDさんを、私が「ボーダーライン」ではないかと疑い、「一目散に逃げなさい」とアドバイスしています。

両方とも、ある特定の人を排除する、という点で共通です。

Bさんのケースも、Cさんのケースも、さしあたり排除する以外に解決策はなかったと思いますが、これらのエピソードは人間や社会に対する大きな誤解を招く恐れがあり、注意する必要があります。

少し、原理的な背景をお話ししましょう。

一般に私たちは「あの人は悪い人」というレッテルを貼《は》る傾向がありますね。要するに、どこかで線をピッと引いて「いい人」と「悪い人」を判別するわけです。

もちろん、自分自身は常に「いい人」に分類します。

社会全体でも、「悪い人」を探し出して、逮捕して刑務所に入れることが、健全性を保つために重要だと考えられています。

映画でも漫画でも、「正義の味方＊＊＊」と呼ばれるヒーローが悪と戦って勝つ、というのが多いですね。「＊＊＊」のところが、スーパーマンだったり、仮面ライダーだったり、鉄腕アトムだったりするだけで、基本的なストーリーは同じです。

つまり、自分とはまったく違う「悪い人」という種類の生き物がおり、それが社会に害毒を流している、という認識が一般的にあり、それと戦うヒーローに自分自身を投影しているのです。

このように「正義と悪の戦い」という構図で社会を解釈するというのは、人間の精神の発達段階の中で「後期自我《こうきじが》」と呼ばれるレベルの特徴です。そのレベルの人が世の中に圧倒的に多いからこそ、悪と戦うヒーローものが好まれるのです。

キリスト教は、「悪魔」という存在を教義に入れてしまったがため、精神の発達をこのレベルにとどめてしまう傾向があります。

ただし、マザー・テレサのような実践者は、「悪い人」を峻別《しゅんべつ》することなく、あらゆる人に愛を捧げており、明らかにこのレベルをはるかに超えております。

それに対して、悪魔の手先だというレッテルを貼って何百万人もの「魔女」を虐殺《ぎゃくさつ》したり、異教徒をどんどん殺して未開の地にキリスト教を布教していったりした、かつての聖職者たちは、明らかに精神の発達は「後期自我」のレベルを超えてはいなかったと思われます。

「後期自我」というのは、理性で自らをきっちり律して「立派な社会人」を演じることができるレベルです。いまの社会では、そのレベルに達すれば大人として一人前になったとみなされています。

いま、「演じる」という言葉を遣いましたが、それは常に理性で自らを律しなければならないからであり、人間としての本質的な中味が「立派な社会人」ではないからです。

心理学では、演じている表面的な人格（たとえば「立派な社会人」）を「ペルソナ（仮面）」と呼んでいます。

自らを律するときに、当然不都合な衝動や性格を常に抑圧しなければいけないのですが、それは無意識のレベルにどんどん蓄積され、心理学で「シャドー（影）」と呼ばれるモンスターに育っていきます。

「後期自我」というのは、健全なペルソナをしっかり確立できているレベルですが、同時にシャドーの闇も深いのが特徴です。シャドーが強いと、戦っていないと精神は安定しないので、どうしても「戦う人生」になります。

いまの社会は極端な競争社会になっていますが、それは「後期自我」のレベルの戦いのエネルギーを社会の推進力にしているからです。

シャドーはペルソナの影ですから、社会的な立派なペルソナを確立していればいるほど、シャドーの闇《やみ》も深くなります。つまり、社会の上層部にいる成功者ほど、巨大なシャドーのモンスターを抱えている、ということになります。

シャドーは戦いのエネルギー源にもなりえるので、そういう人は戦って社会の中でのし上がっていくことが得意なのです。

一般に、新しい企業の創業に成功すれば社会的に賞讃されますが、並大抵《なみたいてい》の努力ではうまくいきません。そのすさまじいエネルギー源は、シャドーが関与しているケースが多いでしょう。

セラピスト（心理療法家）の中には、その病理的な側面に注目して「創業者病」と呼ぶ人もいます。つまり、シャドーに基づく強い精神的な歪《ひず》みが創業に向かう動機になっているのです。


犯罪者や問題社員や、精神的に不健康な人のほとんどは、なんらかののっぴきならない理由により、巨大なシャドーを抱え、そのモンスターに振り回されています。

その意味では社会の成功者と同じなのですが、違うところは、ひとつには、ペルソナがじゅうぶんに発達していないため、「立派な社会人」を装うことができず、モンスターから突き上げてくる衝動を制御できずに表に出してしまうことです。

もうひとつは、戦いが苦手で、「生きる力」が弱いために、シャドーのエネルギーを人生の戦いに昇華できないことです。昇華できないエネルギーは内側に向かうため、精神を病《や》むこともあり、極端な場合には自殺につながります。


シャドーは、無意識レベルに潜んでいるので、本人はその存在に気づきませんが、そこからは常に衝動がわき上がってくるので、不快感や嫌悪感だけは強く感じています。

そうすると、その不快感の理由を自分の外側に見出して辻褄《つじつま》を合わせようとする傾向が出てきます。それを「シャドーのプロジェクション（投影）」と呼んでいます。「社会がどんどん悪くなってきた」とか「最近の若者はなっていない」などが、典型的なプロジェクションです。

シャドーは、本来忌《い》み嫌って抑圧した衝動や性格が凝《こ》り固まったものですから、他人の中にそれと同じものを発見すると、人は激しい嫌悪感から、その人に「悪人」というレッテルを貼る傾向があります。これもプロジェクションです。

人は、自らの内側のシャドーに存在していない特性に対しては不快感を生じないので、他人に嫌悪や不快の念を感じたら、自分の中の無意識レベルに、まったく同じ特性をシャドーとして抱えている証拠です。

人はペルソナを自分と同一視していますから、常に自分は「いい人」に分類しますし、シャドーを投影した「悪い人」は、必ず他人なのです。人は往々にして、その「悪い人」に戦いを挑みます。

つまり、あらゆる闘争や国家間の戦争の大本《おおもと》には必ずシャドーがおり、どちらから見ても相手を「悪い人」に分類して「正義の戦い」になってしまう、というのが心理学から見た基本構造です。

私たちは、正義のヒーローが悪をやっつけるという、映画や漫画を見て溜飲《りゅういん》を下げますが、本当のところをいうと、正義と悪の戦いというのは、自分の中のペルソナとシャドーの戦いの投影にすぎません。つまり、自分とまったく違う「悪い人」という種類の人間は、本来いないのです。

手塚治虫《てづかおさむ》は、『鉄腕アトム』を描いていたころは「正義と悪の戦い」に終始しており、おそらく「後期自我」のレベルにあったと思われますが、『火の鳥』あたりから人間的な成長を遂げ、そのレベルを超えていったようです。

最近では、宮崎駿《みやざきはやお》の作品は「正義と悪」のパターンから一歩抜けています。

シャドーは、人生にさまざまな問題を引き起こします。「立派な社会人」を装い、人徳者として振る舞っている社会の指導者たちが、身の回りに多くの問題を抱えて悩んでいるのはそのためです。

シャドーがあまり強くない人というのは、装うことなく「素」のままに生きている人か、あるいは人間的に成長して「後期自我」のレベルから脱しつつある人です。

本書は、長期間瞑想《めいそう》を続けることにより、問題を解決することを説いていますが、実例として取り上げた人は、健康で日常生活を滞《とどこお》りなくこなしている人ばかりです。企業の経営者の例が多いので、社会の成功者の問題を扱っている、といってもいいでしょう。

つまり、立派な社会生活を送ってはいるけれど、シャドーのモンスターに振り回されている人たちに、モンスターたちとのつき合い方をお教えしていることになります。

したがって、本書に登場する問題を抱えている人たちは、「後期自我」のレベルにあり、「いい人」と「悪い人」を峻別し、「悪い人」を排除して問題を解決することが自然です。シャドーが軽くなってきて、「後期自我」のレベルを超えていくと、「悪い人」というレッテルを他人に貼らなくなります。そうすると、問題社員という認識をあまりしなくなり、その人とのつき合い方も変わってきます。

問題社員といわれるような人は、なんらかの理由によりモンスターが暴れているわけです。その要因は、生育歴のあらゆる場面にあり、職場だけでの対処には限界がありますが、おそらく、経営者の人間性が上がってくると、問題社員として認識される人の数も減ってくるでしょう。

私が、「天外塾《てんげじゅく》」で説いている「信頼の経営」というのは、そういう状態を指します。それは、本人の意識レベルが上がることにより、自然に実現できるわけであり、頭で考えて「こうしよう」と思ってもできません。

第3章で、瞑想を始める前までのBさんが、「その問題社員を受容しなければいけない」「受容できていない自分は、経営者として失格だ」と、固く信じ込んでいたというのは、まだ自分がその意識レベルに達していないにもかかわらず、背伸びをして無理をして、結果的に「理性による思い込み」に陥《おちい》ってしまった、ということです。

つまり、いまのBさんにとっては、「問題社員を発見したら排除する」という方策が正解なのですが、それが絶対的な正解というのではなく、Bさんが人間的な成長を遂げると、将来は排除しなくても解決できる可能性があります。

一般に、問題社員というのも絶対的ではなく、上司を含めた環境との相互作用の中で、たまたまモンスターが暴れている人がいる、というだけです。周囲の環境が変わると、問題社員が突然大活躍を始めて、会社に大きな貢献をするケースもあります。

本当に力がある「人材」は、「管理型マネジメント」の下では「不良社員」に化ける可能性がとても強いことを、『人材は「不良社員」からさがせ』(講談社)という本に書きました。ただし、箸《はし》にも棒にも掛からない正真正銘の問題社員と、この本でいう、自尊心が強く、性格は鋭角的だが実力がある「人材」はまったく異質ですので誤解のないようにお願いします。

モンスターは誰の中にもいるので、自分とは違う「悪い人」という人種がいるのではなく、いまの自分のレベルからはそう見えるだけです。

いまの自分の意識レベルを自覚することはとても大切です。自分を客観的に見る視点を確保し、決して背伸びをせず、自分のレベルに合った対処の仕方を学ぶ、というのが王道です。

人生のアドバイス⑥ 人間は社会的に不都合な衝動や性格を無意識レベルに抑圧するが、それが積もり積もって「シャドー」と呼ばれるモンスターが育っている。シャドーは、ときには社会をのし上がっていく戦いのエネルギー源になるが、同時にさまざまなトラブルの要因にもなる。

社会の上層部にいる人ほど、シャドーの影響が強い。シャドーの闇《やみ》が深いと、「正義と悪」の戦いとして世の中を解釈し、人に「悪人」というレッテルを貼る傾向が出てくる。モンスターがおとなしくなり、やたらに戦いを仕掛けなくなることが、人間としての成長の方向性。

問題の解決方法は、その人の意識の成長レベルによって違う。自らのレベルを自覚し、背伸びをしないで、自分のレベルに合った対処の仕方を学ぶのが王道。

第7章　親との葛藤

天外塾《てんげじゆく》を続けている中で、大多数の経営者が後継者問題で悩んでいる、ということがよくわかりました。

息子や娘が後継者になりたがらない、あるいは会社に入ってくれたけれど、力不足でとても任せられない、などさまざまなケースがあります。意見が合わない、ポリシーが違う、などは比較的症状が軽いほうです。

後継者にするつもりで期待していたのに、精神を病《や》んでしまった、という悲しい話も珍しくありません。

引き継ぐほうの立場の方も来られていますが、親との葛藤《かっとう》で体を壊したとか、クーデターを起こして父親を追い出した、などの話もよく聞きます。

経営者側は、自分と子どもの2人の問題ととらえ、多くの場合子どもに問題があるように思っていますが、じつは根本的には、むしろ自分と親との葛藤が尾を引いていることが多いという、驚くべき秘密があります。心理学やカウンセリングの専門家以外で、それを知っている人はごく少数でしょう。

ほとんどの人は信じられないかもしれませんが、親がはるか昔に亡くなっていたとしても、その葛藤の記憶が、現在の自分の子どもとの関係に大きな影響を及ぼしているのです。したがって、何年も前に亡くなった親について瞑想すると、いま悩んでいる後継者問題が劇的に解決する、という魔法のようなことがときどき起こります。

つまり、親子問題というのは、はるか昔の先祖から代々受け継がれてきているのです。

経営者の場合には、子どもの希望とか資質とかに無関係に、経営者の役割を家業として継がせたい、という親の希望があるので、たしかに問題がこじれやすいのですが、よく見ると、親子の葛藤はどんな人でも必ず抱えています。

多くのセラピストが、人類は何十万年の歴史の中で、ずーっと、親から子へ、そして孫へと、同じ問題を引き継いできており、親子問題というのは人類社会の底流に潜む共通の病理だ、ととらえています。

つまり、みなさんは自分と自分の親との固有の問題だと思っているのですが、じつは人間なら誰しもが同じ悩みを抱えているのです。

心理学では、独立した自我を獲得しようとして、激しくもがく子どもと、幼児期の記憶が強く、自分の分身として子どもを支配しようとする親との葛藤として、この問題を説明しています。

私が実感としてそのことに気がついたのは、1997年に十数名の日本人を率いて、スコットランドのフィンドホーンというスピリチャル・コミュニティに行ったときです。

当時は、創立者のアイリーン・キャディがまだ存命中であり、彼女が神からのメッセージを受け取って、そのコミュニティを作っていった奇跡の物語や、不毛の砂地で妖精と対話しながら農業を始め、信じられないような巨大な野菜が採れるようになった、などのおとぎ話のようなエピソードが有名になり、人気を呼んでいました。

私は、かつてフィンドホーンで末期がんを癒《いや》した人を中心にツアーを組んだのです。

当時のフィンドホーンは、癒しを求める若者が殺到していましたが、そのとき一緒に行ったメンバーも人生で大きなトラブルを抱えた人が多く、「ここに来ればなんとかなる」

と、藁《わら》をもつかむ思いで参加していました。

フィンドホーンには、名の知られた霊的能力の高いカウンセラーがおり（ゲシュタルト・セラピーやトランスパーソナル系の心理療法のトレーニングを受けており、直感だけが頼りの単なるスピリチュアル・カウンセラーではない）、全員がそのセッションを受けたのですが、英語がしゃべれない人が多かったため私が通訳を務めました。


それは、いま思い出しても見事なセッションでした。カウンセラーは、メンバーの抱えている問題の内容を、丁寧に時間をかけて聞いていくのですが、いつの間にか、必ず本人の成育歴に話が変わっていきます。

ひとりひとりの問題は、表面的には実にさまざまな様相を見せているのですが、すべて親との葛藤が大本《おおもと》に横たわっており、それに気づいたクライアントが大泣きする、というパターンがくり返されました。


カウンセラーは、1回のセッションではとても解消しないと判断した人に対しては、家に帰ってから両親を思い出して、毎日瞑想をして仮想的な対話を重ねることを奨《すす》めていました。

目の前に実際に椅子《いす》を置いて、そこに両親が座っている様子をありありとイメージし、自分がつらかったさまざまな思い出を語りかけるのです（これは「エムプティー・チェア」と呼ばれる手法）。そうして耳を澄ませば、両親からのメッセージが聞こえてくることがある、というのです。

その方法論は、改訂する前の『般若心経の科学』（祥伝社、１９９７年刊）に書きました。

その８年後の２００５年に天外塾を始めたとき、さまざまな問題に悩んでいた塾生、Ｅさんが、父親（前社長）との葛藤を抱えていることがわかりました。

15年前に亡くなっているにもかかわらず、「いまでも思い出すと体が震えるほど憎い」というのです。

私は、フィンドホーンのカウンセラーから教わった方法論を想い出し、毎日瞑想《めいそう》して父親と仮想的な対話をすることをお奨めしました。

Ｅさんは、もう何十年も定期的に断食をされている方で、瞑想のベテランです。１ヵ月後の天外塾で様子をうかがいました。

〝毎日できましたか？〟

「お約束したので、毎日朝晩、１日も欠かさずに瞑想しました」

〝何か変わりました？〟

「意地になって毎日やりましたけど……ただ淡々と瞑想しただけで……特に何かが変わったということはなかったです」

〝わかりました。ではいまそこで、立っているままでけっこうですから、軽く目を閉じてください〟

「はい」

〝大きく3回深呼吸をして……。そう……ゆったりとして、心が静まってきたら、お父さんのことをイメージしてください。できれば若いころのお父さんを……〟

「はい……ああ……あれ？　……不思議だな……」

〝どうなさいました〟

「いやいやいや……びっくりした。まったく憎しみが消えていますね」

〝はい、おめでとうございます。瞑想は大成功だったわけです。どうぞお座りください（大拍手）〟


そのカウンセラーの方法論を実地に試したのはこのときが初めてであり、これほどまでに劇的に効くとは予想していませんでした。Eさんのさまざまなトラブルも、その後徐々に解決していきました。

天外塾で、問題解決のための1ヵ月の瞑想を実施するようになったのは、このエピソードがきっかけです。

このときもそうだったのですが、1ヵ月の瞑想というのは自らの内側が徐々に変わるので、本人は何も変わっていないと錯覚しがちです。

指導者がいるときには、変わったことを指摘してもらえますが、自分ひとりでやるときには、これは難問です。1ヵ月の瞑想に入る前に、いまの心境を文章にして残しておくと、変化がよくわかると思います。

親との葛藤に関しては、その後いろいろとやり方を工夫してきました。もちろん、人によってケースが違うわけですが、最初の1ヵ月はいままで抑圧してきた、親に対する否定的な情動を浮かび上がらせるための激しい瞑想、結果がしっかり出たら、次の1ヵ月は「感謝の瞑想」を実行するといいようです。

このあとの章で、その典型的な例をお話ししましょう。

瞑想の注意事項④

1ヵ月の瞑想では、自らの内面が徐々に変わるので、変化に気づかない人が多い。ひとりで実行するときには、1ヵ月の瞑想に入る前に現在の心境を文章にして残しておくと　内面の変化を把握《はあく》できる。

人生のアドバイス⑦

多くの場合、いまのトラブルや悩みの根源には過去の親との葛藤が横たわっている。たとえ親がはるか昔に亡くなっていたとしても、葛藤を軽減するような瞑想ワークをすれば、現在の問題が　劇的に解決することがある。

第8章　親殺しの瞑想（その1）

天外塾《てんげじゅく》、2010年度前期の塾生Fさんは、親が男の子を期待していたにもかかわらず、女の子として生まれてきてしまった、というトラウマ（精神的外傷）を抱えて生きてきました。

Fさんがそれを訴えたのではなく、表面的な質問の中から、私が嗅《か》ぎ取って、時間をかけてそのトラウマをえぐり出していった、という感じです。

一般に、日常生活に差し支えが出ていない人の場合には、抑圧が強いトラウマは、本人から直接的に訴えられることはあまりありません。誰かが気づいて追及して、ようやく表に出てくるケースが多いでしょう。

なかなか表に出てこないトラウマほど、その人の人生に深刻な影響を与えています。

両親が望んでなくて生まれてきた場合に、どういう影響を受けるかというのは心理学ではかなりわかってきています。

退行催眠《たいこうさいみん》をかけると、胎児《たいじ》のときにおなかの中で両親の会話を聞き、自分が望まれていないことを知った、というケースもあります。常識的に考えれば、胎児は言葉がわかるはずがないので、これはとても不思議な現象です。

Fさんの場合には、胎児のときではなく、出産直後の両親の会話を記憶しておられました。もちろんこれも、あとから聞いた話を、あたかも自分の記憶のように取り入れてしまった、という可能性も否定できません。

しかしながら、本人が自分の記憶として認識しているのは紛れもない事実であり、そのことのほうが心理学的には重要です。


「……私は女ばかり4人姉妹の一番下で、両親は家を継がせないといけないからどうしても男の子を期待していました。で、神社に熱心にお参りに行って、今度は男の子、というご宣託《せんたく》を受けていたらしいんです。ところが、いまみたいに産む前には男女がわかりませんから、私が女の子として生まれてきて、ものすごくがっかりしたわけです。おかしな話ですが、祖父母になんていおうかと両親が相談しているシーンが、なぜか記憶に残っています。会話の内容がわかるはずはないのだけど、そのときの空気をちょっと吸ったような感じがありますね……」

〝ああ、その記憶はあなたの人生にとても大きな影響を与えてきましたね……〟

「たしかにね。自分は望まれない存在なのだという思いは、いつも頭のどこかに抱えていましたね。でも、悪いことばかりじゃない。男と期待されたわけだから、男に負けないように仕事しようと、がんばってがんばって、それなりに成功してきましたから……」

〝ああ、それはそうですよ。どんな生まれ方も、神のはからいというか、必然であって、いいとか悪いとか評価すべきではない。人はその与えられた環境の中で、どう生きていくかに挑戦する生き物です。両親が望まない子どもというのは、大きな歪《ひず》みですが、その歪みが事を成すエネルギー源になることもある〟

「はい」

〝ですが、いまはあまりきれいごとにまとめようとしないで、問題を問題としてとらえましょうよ〟

「わかりました」

〝Fさんにとってね、この歪みはたしかに人生を切り拓《ひら》くエネルギー源になってきたね。でもつらいことや、そのためにうまくいかなかったことも、おそらく山のようにあったでしょう。ただ、それは過去のことであり、いまさら嘆いても仕方がない。過去は、全部受け入れる以外に対処しようがないわけです。最大の問題は、これから先の人生をその歪みを抱えたまま生きていくのか、それとも、少しは解消する方向にいきたいか、というポイントです〟

「そうですね。どちらかというと、つらいことのほうが多かったかな……。もう年も年だし、あとは死んでいく準備をしたいので、こんな歪みはいらないな。解消したいですね……」

〝では、そのためのワークをしましょうか。ご両親はご健在ですか〟

「いいえ」

〝亡くなっていてもかまいませんが、お奨《すす》めするのはね、「親殺しの瞑想《めいそう》」というのですけど、やってみますか？〟

「親殺し⁉」

〝そういうとみなさんびっくりされるけど、ごく普通の瞑想です。本当に親を呪《のろ》って殺すわけじゃないから心配しないで（笑）……。あっ、もう亡くなっているんだ（笑）。呪いようがない（笑）。ただ、親に対する否定的な情動を素直に吐き出すだけですよ……。瞑想はやっておられますね？〟

「毎日ではないですが、ときどきＣＤでやっています」

〝それでじゅうぶんです。明日から1ヵ月間、毎日朝晩2回、30分ずつ瞑想してほしいんですけど、できそうですか？〟

「やってみます」

〝瞑想に入って、目の前に両親が座っている姿をイメージするわけです。できれば、若いころの両親のイメージで……〟

「はい」

〝そして、自分の思いのたけをぶつけてみてください。両親が女の子を望んでおらず、自分が生まれてがっかりしたものだから苦しんだ、という内容です。言葉として発音しないで、思うだけでいいですよ〟

「どういうふうにいうんですか？　あなたはこんなことしたでしょう、とか愚痴《ぐち》をいえばいいんですか？」

〝そんなね、可愛くいわないで（笑）。なんであんた、こんなことしてくれたんだ！　と、もう本当に感情をむき出しにして。幼児がごねるようにわめかないと効果ないよ。とんでもないことしてくれたと、おかけで私はこんなになっちゃったとかね〟

「恨《うら》みをぶつけるのですか？」

〝その通りです。望まれなかったみじめな気持に焦点を当てて、激しくののしってくださ
い〟
「ののしる……」
〝そうです。激しければ激しいほど効果があります〟

「できるかしら……」

〝表面的に、きれいごとで誤魔化してしまうと、うまくいきません。きれいごとというのは脳でいえば新皮質《しんひしつ》（大脳皮質《だいのうひしつ》の一部で、系統発生的に最も新しい部分。言語・理性・論理などの精神活動が営まれる）でうわべだけ塗り固めている……つらい思いを避けるためにね……。Fさんの場合には、かなり情動を抑え込んでいますから、それが表面に浮かび上がってこないと効果が出ない。つらい感じが出てきたら、うまくいった……旧皮質《きゅうひしつ》（大脳皮質の一部で、系統発生的に爬虫類《はちゅうるい》時代までに発達した古い部分。食欲・性欲などの本能や情動・直感などに関係するといわれる）につながったと思ってください。そうすると、罵詈雑言《ばりぞうごん》が自然に出てくると思うけど……。ともかく、悪口《あっこう》の限りを尽くしてください〟

「はい」

〝しばらく激しくののしったら、今度は静寂の瞑想をしてみましょう。あるいは、「もういまは許しているよ……」とつぶやいてみるのもいいでしょう。両親の思いが伝わってく

るかもしれません。人によっては、せりふが聞こえてくることもあります〟

「わかりました」

〝毎日2回、30分。必ずですよ〟

すでにおわかりと思いますが、これはEさんに行った、フィンドホーンのカウンセラーの方法論（第7章）の改良版です。

最初にトライしたEさんには、劇的にうまくいったのですが、その後うまくいかないケースも何度かありました。

他人相手だと、ほぼ100％うまくいく「感謝の瞑想」（第3章）も、両親が相手だと、うまくいったり、いかなかったり、いろいろでした。

なぜそうなるのか、いろいろ考えたのですが、やはり、誰にとっても両親は特別な存在なのだ、ということがよくわかりました。

つまり、どんなに激しく葛藤《かっとう》していても、やはり両親はとても大切だし、基本的に好きなのです。したがって、両親に対する否定的な情動を激しく抑圧する傾向を誰でも持っています。倫理観のようなものが、さらに抑圧を強めているようです。

その固く蓋《ふた》をされた情動をこじ開けない限り、葛藤が解消する方向にはなかなかいきません。Fさんの場合には、抑圧が強いことが、あらかじめわかっていましたから、かなり強引に情動の蓋を開ける必要があり、罵詈雑言、悪口を強調したのです。

「親殺し」という、刺激的な呼び方をしているのは、なんとかして情動の蓋を開けるためです。なあなあムードで甘く取り組むのではなく、親を殺すくらいの覚悟が必要だ、ということです。

じつは、この命名には、ちゃんとした学問的な背景があります。

深層心理学を開拓した立役者のひとりユングは、世界各地の神話を調査し、それらが人の精神の発達のプロセスを物語の形で示している、という学説を唱えました。

たとえば「英雄の旅立ち」というのは、「自我の芽生え」を表しており、「英雄がドラゴンと戦って殺す」というのは、親の支配から離脱することを象徴しているというのです。

ユングは「真に独立した自我を獲得するためには、誰しもがドラゴンと戦って殺さなければならない」といっています。もちろん象徴的な意味ですが、誰でも親を殺すことによって、まともな大人に育っていくのです。

スタジオジブリがアニメにした『ゲド戦記』は、ユング心理学の影響を深く受けており、親殺しがテーマになっています。

いま、私が追求している、親との葛藤を解消するための瞑想も、まさに「ドラゴンと戦って殺す」という作業です。したがって、「親殺しの瞑想」という命名はきわめて妥当なのです。

ほとんどの人にとっては、この呼び方は耐えがたい抵抗感があると思いますが、じつはその抵抗感を利用して、葛藤を解消しようとしているのです。

〝Fさんは、ホロトロピック・ネットワーク（私が代表を務める「意識の成長・進化」を目的とし、医療改革や教育改革に取り組んでいる会員制の組織）の会員さんでしたよね……〟

「はい」

〝吉福《よしふく》伸逸《しんいち》さんのワークショップか講演会は出たことある？〟

「ワークショップは出たことないですけど、講演は何度か聴きました」

〝知らない人が多いと思うけど、吉福伸逸さんというのは、1970年代にカリフォルニアのエサレン研究所（1960年代にアメリカで起こった人間の可能性を追求する「ヒューマン・ポテンシャル運動」の中心となった研究所）に滞在していて、トランスパーソナル心理学（宗教的な自己超越まで含めての心理的なプロセスや意識の成長・進化を探求する心理学の新しい潮流）の誕生に立ち合い、貢献したひとりです。のちにそれを日本に導入して、伝説のセラピストと呼ばれていました。1980年代にいっさいの活動を辞めて、ハワイに移住してサーフィンとゴルフを楽しんで隠遁《いんとん》生活をしていました。それを、2003年に我々が医療者のトレーニングをお願いするために引っ張り出してしまったんです。年に2回、3日間のワークショップを開いてもらっていました。そうしたら、昔のお弟子さんがたが殺到してきて、たくさんのワークショップをこなさなければいけなくなり、あまりにも大変になったので、2009年には再び隠遁してしまったけどね……〟

「とても深い内容の講演でした」

〝彼のワークショップには、問題を抱えた人が大勢来るけど、ほとんどが親子問題だ、といっていました。どちらかというと､父親より母親のほうが子どもを支配したいというか、手放したくない、しがみつきたい、コントロールしたいという願望が強い。子どもは昔、胎内《たいない》にいたからね。そのときの意識が残っているらしい。子どもが自分から離れないようにするためには、アルツハイマーにさえなることもある、というのが彼の意見です。わざわざボケてまで子どもにしがみつきたい、というのだからね。敵も命懸けだよ。だから、ちょっとやそっとでは逃れられない。Fさんは4女で、男の子への期待に関しては一番強く出たのだと思うけど、一般には、母親と長女の問題が深刻で、「長女シンドローム（症候群）」という言葉まであるそうです。長女から長女へと延々と支配が続く〟

「逆に、今度は私が娘を支配しようとしているんでしょうね」

〝その通り。これは人類発生以来、延々と続いているわけ。ほとんどの場合、母も子も気づいていない。言葉だときれいな言葉が出てきます。私は、子どもは自分が思うように生きてくれればいいと思っているのよって。まったく嘘《うそ》です。自分の思い通りにコントロールしようとする意識が死ぬまでね。いや、死んでからもありますよ。これはね、普通の心理学というよりはトランスパーソナル心理学以降の心理学が解明してきた。だから昔流の心理学者はよくわかってないけどね……〟

「恐ろしい話ですね……」

〝要するに人類全体のひとつのトラウマだね。母がそれを娘にやるでしょ。で、娘は自分の娘に伝えるわけよ。母から娘に次々に伝わる連鎖で、人類はそれを何十万年かやってきている。だから、いまあがいたってさ、そこから逃れられるわけないの。何十万年の歴史だからね……。それがいまの社会の基本なんだね、本当は。そういう母娘の葛藤を軸としていまの社会がある。で、男はその周りでうろうろしているだけ。所在ないから会社を経営したり、政治やったりしているけど（笑）、むしろ母と娘の関係のほうがいまの人類社会の裏のバックボーンになっているんじゃないかな〟

「男が支配している社会ではないんですか」

〝表向きにはね……でも本当は、母娘関係の葛藤が社会の裏のバックボーンになっているような気がするな。だって、私たちは、人間である前に哺乳類《ほにゅうるい》の動物だよね。動物にとって最大の仕事は子孫を残すことでしょう……だから、子どもを産んで育てる、という仕事は、会社の利益を上げるといった仕事より、よほど人間にとって根源的な仕事ですよ。ガラスの天井なんていうけどさ、会社で出世することより、子育てのほうが根源的だから、それをバックボーンにした社会の基本構造もある、という解釈……、まあ、それは目に見えない裏側の精神的な、あるいは霊的な構造だから、賛同者はほとんどいないと思うけどね……〟

「そういう考えもあり……なわけですね」

〝……バックボーンだから簡単にそこから逃れられない。だけど、自分がそれによって影響受けているってことが心の底から納得できれば……それによるトラブルが少しは軽減する。その程度だけどね……。その程度だけども……、Fさんにとっては大きな話かもしれない。だからちょっと1ヵ月間瞑想してくれませんか？　これはFさんだけではなく、全員にお奨めします。結局両親との葛藤がない人はいませんから、両親を象徴的に殺さないとまともに生きられないんだね……人間という生き物は……〟

「はい」

〝……殺さないといけないというのは、両親が死んでいても同じ。死んでいても、自分の心の中では生きているから、それを殺さないといけないわけ。ユング以降の心理学ではそれを神話から学んでいるけどね。一般的に女性は、母親の影響が大きいけど、Fさんの場合には、男の子を欲しかったのは父親のほうかもしれないね。まずは、2人を並べて、瞑想してみてよ……〟

「私は、父親が亡くなる最後を看取りました。死に向かっているわけですから、私は何もできなかったんですが、とにかく体をさすりながらハミングで歌っていたんです。子守唄とか、父親が好きだった炭坑節とか……。そうすると最後が迫ってきたときにフッと出たんですけど、『女の子でよかったでしょう』ってくり返しいっているわけです。自分でも、こんなことをいっているってびっくりしたんですが、父親との葛藤はそれで終わったかもしれないです」

〝ああ、死の間際にそれができたというのはすごいね。葛藤の解消ワークになっているよ。

そうだとすると、イメージするのはお母さんだけでいいかもしれないけどね。でも、あらかじめそういう刷り込みはいけないから、最初は両親をイメージしてやってみてよ。そのうち、ののしる相手がお母さんだけになるかもしれない〟

「わかりました」

〝母親との葛藤は全員あるし、女性のほうが強いから、女性は現時点で何も感じてなくてもこの瞑想をやるとけっこう枠《わく》がはずれることがあります。だからお奨《すす》めです。「親殺し」って表現がきついから引いちゃう人もいると思うけど、悪い意味じゃないんだよ。親による縛りを、ほんの少し解いていくっていうことで、これができるとずいぶん楽になります。だからといってその呪縛《じゅばく》から逃れることはできないけどね……。完全にフリーになるとは思わないほうがいい。人は全員親のコントロールの中にあって、そこから逃れられないんだけど、そのこと自体がわからないから……なんで苦しんでいるのかわからないから、よけいに苦しむわけ〟

「なんか、すごく大げさな話になってきた……」

〝そうそう、人類全体を代表して、まず1ヵ月やってみて（笑・拍手）〟

親殺しの瞑想

まず、目の前に両親（片親でもよい）が座っているところをありありとイメージし、親から受けた仕打ちで自分がつらかった体験を想《おも》い出し、それを語りかける。なるべく激しい言葉を用い、ののしる。自らの情動の発露を抑え込まない。しばらくののしったのち、静寂の瞑想に入る。「いまは許しているよ」とつぶやくといい。そのときの親の思いがほのかに伝わってきたり、せりふが聞こえてきたりすることもある。瞑想中に、ののしりと静寂をくり返す。

人生のアドバイス⑧

人類は、その長い歴史において、独立した自我を獲得しようとする子どもと、いつまでも支配しようとする親が、代々戦ってきた。特に、母親と長女の葛藤は深刻。その構図から逃れることは難しいが、実体を知ることにより、人生は大幅に改善される。

第9章　バース・トラウマ

第7章、第8章で、親との葛藤《かっとう》、特に母娘問題を取り上げました。自分の思い通りに子どもを支配しようとする親と、その支配から逃れようとする子どもの葛藤です。あるいは、親離れしようとしている子どもと、しがみつきたい親との葛藤ともいえます。

ここまで読んできた読者は、なんとなく子どもに同情的になっており、「子どもにしがみつく親はけしからん」と批判的になるか、あるいはしがみつこうとしている自分に気づいて、「あ、これはいけない」と反省の気持ちになっているのではないでしょうか。

この問題はとても根が深く、その根本に、子どもに対する親の深い愛情があり、一方的に、親を理性的に批判すればすむような話ではありません。

子どもに対する親の愛情というのは本能的であり、人間だけでなく、動物でも同じです。自分の産んだ子どもが猛獣に襲われたとき、母親は自らの生命を投げ打ってでも助けようとしますね。母親には、理性を超えた「無条件の愛」があるのです。

私はそれを、「宇宙に偏在する無条件の愛が、母親を通じて子どもに注がれる」と表現しています。キリスト教では、この「宇宙に偏在する無条件の愛」のことを「アガペー（神の愛）」と呼んでいます。仏教でいう「仏の慈悲《じひ》」というのも同じでしょう。

つまり、人間の個人的な愛というよりは、「偉大なる宇宙の営み」なのです。

一方、生まれたての赤ちゃんは母親に一方的に依存しますね。乳をもらい、排泄物《はいせつぶつ》を処理してもらい、あらゆる面で親の世話がないと生きていけません。

それだけではなく、赤ちゃんは例外なく、母親から分離したことによる耐えがたいトラウマ（精神的外傷）を負っています。心理学ではそれを「バース（誕生の）・トラウマ」と呼んでいます。

胎児《たいじ》は、子宮の中でぬくぬくと育っています。もし、母親の心身が健康なら、その愛情を感じて、母親と一体で、至福の瞑想《めいそう》状態なわけです。

それが、ある日突然陣痛が始まり、いままで優しく包んでくれていた子宮が自分を締めつける、という恐怖の体験をします。このときは、まだ子宮口は開いておらず、出口のない恐怖です。

やがて、子宮口が開き、細い産道を降下していくという、長時間にわたる苦痛に耐えなくてはいけません。

生まれ落ちると、ようやくその苦痛から解放されますが、それは母親との悲しい別離を意味しております。赤ちゃんは、それまでは母親と一体だったわけですから、突然放り出されてひとりになったことに戸惑い、それがトラウマになってしまうようです。

これは、人間にとって最初で、かつ最大のトラウマであるだけでなく、その後一生の間に体験するあらゆる苦しみの源泉になっている、といわれています。

旧約聖書には、エデンの園という楽園が出てきますが、それは子宮を表しており、アダムとイヴがそこから追い出されるというストーリーは、出産を象徴していると心理学では説いています。

アダムとイヴが、神のいいつけに背《そむ》いてリンゴを食べてしまったために、人類は誰しもが基本的な罪である「原罪」を負っている、というのがキリスト教の教義ですが、心理学的にはそれはバース・トラウマそのものです。

つまり、キリスト教というのは、バース・トラウマをベースにした宗教なのです。

生まれたての赤ちゃんは、まだ時間の概念も空間の概念もなく、自分と外界の区別もついていないので、バース・トラウマは漠然とした不安として感じています。

赤ちゃんは、おなかがすいたとか、おむつが汚れたとかの生理的な要求や、不安感から母親の肌を求めるといった、さまざまな要求を発信するわけですが、当然要求が叶《かな》えられないこともあります。

要求が叶えられないときに、だんだん自分と母親が違う個体だという衝撃的な事実を認識していき、バース・トラウマの輪郭がはっきりしてきます。

これが、生まれて初めての人間関係の葛藤なわけです。この乳幼児期にどういう葛藤をしたかを、人は一生引きずってしまいます。

そのときに、「自分が100%受容されている」という認識ができれば、バース・トラウマは軽減します。親が忙しかったり、イライラしたりしていて、赤ちゃんが「拒絶された」という認識を持つと、バース・トラウマは大きくなります。

Fさんのように、「自分は親が望まない存在だ」という認識を持つと、バース・トラウマは無意識のレベルで巨大なモンスターに育ちます。

バース・トラウマが大きくなると、その程度に応じて、自分自身を受容することができなくなります。そうすると、他人も恋人もパートナーも、自分の子どもも受容できず、さまざまな人間関係のトラブルが浮上してきます。受容されなかったその人の子は、またまたバース・トラウマがモンスター化します。

かくして、バース・トラウマが親から子へ、そして孫へと、まるで伝染病のように伝わります。これが、親子の葛藤が世代を超えて伝搬していくメカニズムです。

先に述べたように、乳幼児は親に依存しないと生きていけません。子どもが依存していると、親は依存されることに依存するようになります。これを心理学では「共依存」といいます。この時期は共依存が、むしろ正常な人間関係といえます。

バース・トラウマが軽くなっていないと、この共依存は執着になります。やがて子どもが発達を遂げると、親への依存を脱して独立の方向に向かいます。ところが、執着が強い親は子離れができません。

アルツハイマーになってまで子どもにしがみつこうとする親は、心理学的な表現を借りると、依存される側から依存する側に回ってまでも、共依存を保とうとしているわけです。

子どもに対する態度は、父親は抑圧的な支配、母親はしがみつき的な支配の傾向が強いようです。

母親のほうが深刻なケースが多いのは、かつて胎内に子どもを抱えていたという意識が残っていることと、出産直後には本章の冒頭に記したように、「宇宙に偏在する無条件の愛」に満たされていたからでしょう。

ただし、「無条件の愛」というのは、無意識の深いレベルから出てくるのに対し、支配やしがみつきは、自我のレベルの「執着」に起因しており、本質的には異質なものです。

親子の葛藤は、当初の「無条件の愛」が、いつの間にか「執着」に変質することから起きます。問題は、本人がその違いをわかっていないケースが多く、どろどろの執着を愛と勘違いしていることです。

人生のアドバイス⑨

人は誰でも、子宮を追い出されたという「バース・トラウマ」を負っている。それは、乳幼児期に「受容」を感じると減少し、「拒絶」を感じると大きく膨らむ。親子の葛藤はバース・トラウマの連鎖として人類全体の病理《びょうり》になっている。親の愛はいつの間にか執着に変わるが、それに気づかない人が多い。

第10章　親殺しの瞑想（その2）

2010年度前期の天外塾《てんげじゅく》の第1講（4月22日）で、私とFさんとのやり取りを聞いていたGさんは、やはり親との葛藤《かっとう》を深刻に悩んでいました。

「私は両親が健在なんですけど、目の前に本物の両親を座らせて瞑想すればいいのかしら（笑）」

〝やめたほうがいいよ（笑）。誰にも知られないようにこっそりやってよ。なにせ「親殺し」だからね。親が聞いたら卒倒するよ（笑）〟

「わかりました」

〝これはね、やってみると、ほとんどの人に効果があります。誰でも親との葛藤を抱えているからね。不思議なことだけど、過去の葛藤に焦点を当てると、いまの問題が解決していくケースがすごく多い。Gさんは長女？〟

「はい」

〝じゃあ、多分とても効果が出るよ……〟

「さっきおっしゃられたように、親が自分と他人とをいつも比較していたんです。親に対する恨《うら》み・つらみが積み重なって、母親とはどうしてもうまが合わない。大人になるとだんだん自分も強くなるから、ガンガン文句いうようになって、ときどきひどく険悪になります」

〝母親と長女の典型的なケースだね〟

「やっぱり母親が自分を支配しようとしている、とあるときに感じて、すごく重苦しくなりました。私も部下をコントロールしようとして、自分でもちょっと強引すぎるなって悩んでいたときに、あっ、これは母親にやられていた通りだと気づいて、そこで葛藤が始まりました。でも次の葛藤は、母親を恨んでいるんだけど、結局、Fさんがさっきおっしゃったように、今度は罪悪感が出てくるんですね。自分を生んでくれた人に、そんなこと思ってしまう自分がいけないっていう」

〝ああ、いい子になって自分を抑えちゃうのね。そうすると症状はもっとひどくなる〟

「自責の念に駆《か》られると本当に苦しくなります」

〝お父さんお母さんを大切にしよう、と道徳の時間に教わった通りに、きれいごとにしようとするからおかしくなる。それがさっきいった抑圧なわけです。情動は抑圧すると必ずモンスターになる。モンスターに支配された人生は、とても苦しい〟

「私もモンスターに支配されているんですか？」

〝もちろんですよ。目に見えないモンスターがあなたを支配しているのです。みんな道徳的だから、親子問題の葛藤は、必ず抑圧してモンスターを育ててしまう。親子の葛藤といっても、結局、表面的な自分自身と自分の無意識に巣くっているモンスターとの葛藤にすり替わっているんだけどね〟

「なんだか、恐ろしくなってきました」

〝だから、親子問題を少しでも解消しようと思ったら、固く閉ざした情動の蓋《ふた》をなんとかこじ開けなくてはいけない。「親殺し」という物騒な呼び方をしたり、汚い言葉でののしることを奨《すす》めたりしているのはそのためです。罪悪感を持つな、といっても無理だけど、そこを意識して乗り越えていく。少なくとも瞑想《めいそう》しているときはね。もう徹底的に自分の思いのたけをえぐり出して……、心を開いて、自分の心の底から出てくる汚い言葉を探して、ののしる〟

「私は、何度もののしっちゃったんです。瞑想ではなくて、本当にですけど（笑）。でもそのあとは、たしかに楽になりますね……」

〝子どもはみんなね。特に、長女はそうなんだけど、そうやって葛藤して母親が弱るのを待っているんだよ（笑）。母親がアルツハイマーになったりして、もう弱って自分が世話しないといけないときに、ようやく落ち着くこともある。吉福伸逸《よしふくしんいち》さん（95ページ参照）は、それも母親の罠《わな》だ、とまでいっているけどね……〟

「うちの母親はまだ元気ですけど……」

〝弱る前に、解消しようと思えばできますよ。やってみる？〟

「絶対にやります」

〝みんな覚えておいて。FさんとGさんが、親殺しの瞑想をいまから1ヵ月やりますから。来月に報告してもらいましょう（拍手）〟

さて、その1ヵ月後の第2講（5月21日）、まずGさんが前回の経緯を簡単に述べたあと、瞑想の宿題の報告をしました。

「実質的に、1ヵ月は続かなくて2週間ほどしかできませんでした。今回は思いっきり親の批判だけをするという宿題だったので、どんどんやっていたら、いろんな出来事が出てきました。たとえば幼稚園のときに、私が幼稚園行くのがいやだといったのに無理に行かされたとか、原因は思い出せないけど土蔵に入れられたとかね……。母親が私の気持ちをまったくわかってくれなかったとか、何かずっと忘れていたことが、瞑想で思い出されてきて、涙が出てきました。その中で一番いやだったのは、人と自分を比べて、なになにちゃんはこうなのにお前は、っていういい方をいつもされていた。それにすごく反発心があったんですけど、それが瞑想で次々に出てきました。たとえば私が高校に入ったときに、近所の女の子がすごくいい高校に入ったんですね。なになにちゃんはこんないい高校入ったのにお前は、みたいなことをさりげなくいわれたりして……。瞑想中に涙を流しながら、どんどん親と対話をして、ありのままの自分を受け止めてほしかったっていって、10日くらいしたらいうことがなくなって、だいぶすっきりしました」

〝いうことがなくなっちゃったんだ〟

「そのときふと思ったのは、親の批判ばかりやっていられないなって。だって、自分だって人と比べたり、部下どうしを比較したりしている。それを自分でも、ひとつひとつ受け止めていこうと決心したら、ずいぶん気が楽になりました」

〝それで瞑想はやめたの？〟

「はい。じつは、母親に親殺しの瞑想をしたことをいっちゃったんです」

〝えっ！　……怒ったでしょう〟

「最初だけですね、怒ったのは。人と比較されるのがすごくいやだった、と話したら、そのときだけかもしれませんけど、とてもいい感じで、お前には本当に悪いことをしたっていってくれました。農業をやっていたので忙しくて、かまってやれなくていやな思いをさせてしまったねって。私のほうこそずっと反抗期が長くて申し訳なかったわってことで、楽しく話ができました。何かわだかまりが解けた感じがしました。私は親殺しの瞑想をしてすごくよかったし、それを母親に話せたことがよかった」

〝普通は、静寂の瞑想をして、心の中で母親と話をするのだけど、本物に会って実際に対話をしたという人は初めてだな。いやあ、勇気があるね（笑）。険悪にならなくてよかったけど、これは、あまりお奨めできません。Gさんは、親殺し瞑想の一番基本的なところはつかんだ感じだね。たとえば母親の支配で苦しんできた人は、今度は自分が他人を支配する。それが実感できれば、トラウマが多少解消されて、自分の生き方が変わっていく。そのきっかけをつかめたと思うけど、まだ半分くらいだね。もうちょっと続けないと……。

いうことがなくなってやめちゃったけど、本当はそこからがすごいんだよ。いったんはね、必ずなくなるの。でもなんでなくなるかというと、その先はもっと抑圧されているからなんだ。だからいったんなくなって、さらに続けると、もうちょっと深いところにいけたかもしれないね〟

「じゃあ今後も同じように続けたほうがいいですか？」

〝うーん。ちょっとやり方を変えましょうか。それはあとからいいます。先にFさんの報告を聞きましょう〟

「私の場合は、自分は男の子を期待されていたというトラウマは以前から自覚していましたから……。いまさらね……、天外さんからいわれて瞑想しても何も出てこないんじゃないかと、疑問を持ちながらやりました。まずその日の夜は、ちゃんと両親の写真を置いて、『お父さんお母さん、私、ののしれっていわれたけどどうするかねぇ』って感じで終わりました。2日目の朝でしたけど、不思議なことに、本当に自分が母親のおなかの中にいる感覚が出てきました。両親は男の子を期待して神様の前にいったら、こういう坊ちゃんが生まれますっていわれて、そのとき、ものすごい期待をおなかの中にいる私が感じているわけです。でもそれはつらいんです。母と父に、私はおなかの中でちゃんと聞いているんだよ。お母さんたちが男の子って思っているから、私は出ていけないじゃないかって。でもお母さんとお父さんが好きだから、一生懸命男の子になろうとするんだけど、どうやったら男の子になれるのよって……。あらあら胎児《たいじ》なのに、ずいぶんいろいろ考えているわって、客観的に見ている私もいるんですね」

〝瞑想で胎内体験まで退行《たいこう》したんだね〟

「そのあとは、誕生のシーンに飛びました。2月でした。産婆さんが間に合わずに、へその緒《お》がつながったまま出てきて、女だと知って母親が本当にガッカリしているんですね。父親になんていおう、姑《しゅうとめ》さんになんていおう……、私はどうしたらいいってうろたえている。本当にがっかり感が伝わってきて……」

〝前に記憶しておられるとおっしゃっていた体験がより具体的に出てきたんだ……〟

「本当に悲しかったんだっていうことを、初めて自分で自覚をしました。トラウマがあることはわかっていましたが、ちっちゃい生まれたての赤ちゃんの身でね、こんなにつらかったんだっていうこと。そのときの自分が愛おしくて大量の涙が出てきましたね」

〝いやいや、とてもいい体験をされましたね……〟

「いままでは、つらかった自分を認めたくなかったんですね、きっと。両親に受け入れられなかった私を認めたくないものだから、心に蓋をして……。いま、やっとこの年になって、パンドラの箱を開けて、悲しかったことを受け止められた。存在を否定された自分に対して、そういう状態だったのを本当になんの虚飾《きょしょく》もなくそれを受け止めるという感じでした。瞑想中にお父さんとお母さんにいったのは、つらかったんだよ、子どもは親が好きだから親の思い通りになろうとするんだよ、でも女が男になれるわけないじゃないかって……涙ながらにね……」

〝男になりたいと思ったんだ〟

「毎日毎日の瞑想でそれをくり返していたら、なんかだんだん親に説教するようになってきて……。『あなたは私のお父さんなんだよ、あなたは私のお母さんなんだよ。子どもに悲しい思いさせたら親じゃないんだよ。子どもが生まれたら歓迎してあげるのが親としての役割なんだよ』って、死んだ父母に泣きながらやっているわけです。それがしばらく続いて……。次に出てきたことは、この私の中にずーっと存在していた胎児とか赤ちゃん……。私の根本のところの私は、親から認められたかっただけじゃなくて、いまの私に、自分のことを見てほしかったんだなってことを感じました」

〝自分の中に癒《いや》されないままの昔の自分がいるわけね……それを「インナーチャイルド」といいます〟

「私の中にいる赤ちゃんに……『悲しかったんだね』って……。私がちゃんと認めてあげないといけない。それを認めることができなかったものだから、やっぱり親の期待通りにやろうとしてきたのですね。男に負けないようにがんばったり、結婚してからは夫の期待する自分になろうとしたり、職業的にはNPOをやっていましたから、世の中の期待にこえるような自分になろうとしたりっていう人生をここまで歩んできたんだなあって。それはそれでいいから、悲しんでいる自分を自分が抱き締めてあげるというか……。『そうだったんだね』って認めてあげることが大切だったんだ、と気づきました」

〝ああ、すごい気づきがありましたね。そうやってね、癒されないままの昔の自分をシンボル化してケアすることを「インナーチャイルド・ワーク」といいます〟

「私はいま、いろんな子どもたちや大変な状態の人が駆け込んでくるための施設をNPOとしてやっています。親からの虐待《ぎゃくたい》とかの話を毎日聞いているわけです。虐待だと、人に話しても、大変なことだったね、そんな親は親じゃないよって共感してくれますよね。でも私のように、親ががっかりしたっていうのは、いわくいい難しで、親も罪悪感ないですし、がっかりされた私もそんなに被害者意識はない。人に話したとしても、『よくある話だよね、男の子が期待されていたのに女っていうのはね』で片づけられてしまいます。だから、なかなかこういうことはわかりにくいけど、虐待と同じような大変な悲しさだったんだなっていうことを自覚しました。で、自分で受け止める、自分で抱き締める、そのことが一番大事で、心の奥底で求めていたことだったんだなっていうことに気がつきました」

〝すっきりした？　1ヵ月たって〟

「そうですね。それが1週間くらい続いたら、言葉がなくなって……。で、初めて私は母にカーネーションを買っていきました。私は働いていましたから、母は父とかを全部故郷に置いて、3年間私の子どもの面倒を見てくれたんですが、そのときにいったありがとうは、やっぱり心がこもっていなかったと気づきました。今回初めてカーネーション買って、もちろんもう亡くなっていますから写真に供えて……。本当にありがたかったなぁ、大変なことをしてくださったんだなぁ、ありがとうって心から祈りました。で、そのあとから、ちょっとこれは瞑想と関連があるかどうかわからないのですが、息子が新しい事業をしようとして、私もそこに加わるかと誘ってきたり、娘はいままで疎遠だったのが、初めて泣きながら電話をしてくるとか……。不思議に、子どもたちとの絆《きずな》がとても強くなったような気がします」

〝ああ、それは全部つながっています。親殺しの瞑想をして、それが感謝に変わると自分の子どもとの関係がとてもよくなるというのは、天外塾では一般的な現象です。自然に感謝に変わるというのが一番よくて、Fさんはもう「親殺し」はやる必要がありません。次からは「感謝の瞑想」に変えるというか、いまのまま感謝を続けてください〟

「はい。いまのままでいいわけですね……。もう、この年になって、とてもおかしいんですが、何かいま、生まれ変わったような気持ちです」

〝かなりのところまでいきましたね。これは数字出しても意味ないけど、Gさんが50％とすると、Fさんは70％くらいまでいったかな。でも、まだまだ残っていますよ。感謝の瞑想に変えて、もうちょっと続けるとまた全然違う展開になるかもしれないね。Gさんも、もう親殺しをやめて、感謝の瞑想に変えましょうか……〟

「はい」

天外塾では親子の葛藤を、このように「親殺しの瞑想」と「感謝の瞑想」を組み合わせて、合計2ヵ月かけて対処しています。Fさんのように、自然に心からの感謝に変わった人は、変容が早いようです。

これらのワークでは、基本的に自分の無意識に巣くっているモンスターに対する働きかけを行っています。もちろん、モンスターが巨大化する要因の一部に、過去に親から受けた仕打ちがあります。

しかしながら、それが抑圧されて無意識に押し込まれることにより、現実に起きたことよりはるかに激しい性質を持ったモンスターに育ってしまったことが問題なのです。

そのモンスターと現実に生きている生身の親とは直接的には関係しません。したがって、Gさんのように実際に親と対話することは、別の意味合いはありますが、逆にモンスターとの接触を弱めるだけです。さしあたりこのワークの妨げになるので、やらないほうがいいでしょう。

浄土真宗《じょうどしんしゅう》の「身調《みしら》べ」をルーツとする「内観《ないかん》」（自分の心を知るために自分自身の精神状態を観察する方法）は、1週間ほどの合宿で同様の効果が期待できます。日本各地に内観道場があり、天外塾の塾生にも受講を奨めています。

瞑想の効能④ 親との葛藤が強かった人が「親殺しの瞑想」を続けていると、ごく自然に親に対する「感謝」の念がわき上がってくる。そうすると、不思議なことに自分の子どもとの関係が改善されることが多い。

瞑想の注意事項⑤ 「親殺しの瞑想」を一定期間続けたあと、そのままで終わってはいけない。自然に感謝に変わっていくのが理想だが、そうではない場合でも、さらに一定期間、必ず親に感謝をする瞑想を行う。自然な感謝がわいてこない場合には、表面的な言葉だけの「感謝の瞑想」にする。

瞑想の注意事項⑥ 親との葛藤を解消するための「親殺しの瞑想」は、自らの内側のモンスターに対する働きかけを行っているわけであり、現実に生きている生身の親とは直接的に関係しない。親に直接的に働きかけることは、モンスターとの接触を弱めることになり、このワークの妨げになるので行わないほうがいい。

人生のアドバイス⑩ 幼児期に大きなトラウマを負って、それを克服して人生を切り拓《ひら》いてきた人は、かつての幼児だったころの自分の悲しみや苦しみを、しっかり認めて感じることができれば、生きることが楽になる。かつての癒されなかった自分をシンボル化してケアすることを「インナーチャイルド・ワーク」という。

第11章　セパレーション感覚

2010年5月21日の天外塾《てんげじゅく》、Fさんとの対話が続いています。

〝親との葛藤《かっとう》に悩んでいる人は、みんな自分だけがこんな目に遭《あ》っていると思っています。自分の親は特別だと……、そうじゃない……。前にもいったけど……、じつは人類全体の問題。内容はそれぞれ違うよ……。Fさんのように男の子を期待されたのに女の子っていう現れ方もあるし……全然違う現れ方もあるけど、全部のベースにバース・トラウマ（103ページ参照）がある。そういう意味でまったく不思議でもないし特殊なことでもないし、Fさんひとりが受けているわけじゃない。ここにおられる方でバース・トラウマがない人はいないですよね。だって全員子宮を追い出されているから……。そのバース・トラウマとどうつき合っていくかということが、あらゆる人のあらゆる人生にとっての最大の課題なんです……〟

「そればっかりずっとやってきた気がするんです」

〝みんなそうですよ……。心の底のほうに流れている動きとしてはね……。表面的には、創業したり、大仕事に取り組んだりして、世の中から評価されるような仕事も、内面的にはバース・トラウマを解消しようとしてあがいた結果かもしれない……。そのように、人生を切り拓《ひら》くエネルギー源にもなるけど、ただ苦しんでいるだけという人も多い……。バース・トラウマをはじめとする無意識に潜むモンスターたちは、自分では存在がわからないからね……、だから始末が悪い。われわれ人生でいろんなことがあるけど、なんで悩んだり苦しんだりするかというと、無意識にモンスターが棲《す》んでいるからなんだね……〟

「なんか不気味ですね……。たくさんいるんですか？」

〝そんなにたくさんはいません。フロイトが無意識の存在を発見して、深層心理学という新しい学問を樹立したときには、モンスターは「広義の性欲」1匹しか発見していません。性欲というのは、本来は種族保存本能だからきわめて健全なんだけど、社会がタブー視しているものだから、抑圧されてモンスターになっちゃうんだね。そのモンスターが暴れ出すと、ヒステリーなどのさまざまな精神障害や、凶悪犯罪の原因になるといわれています〟

「恐ろしいですね……」

〝性欲のモンスターは、怒りとか破壊欲の要因です。いままでお話ししてきたバース・トラウマのモンスターは、自己否定感とか劣等感とかの要因といわれていますが、私は「セパレーション感覚」という新しい言葉を作りました〟

「セパレーション感覚？」

〝分離という意味です。母親から強制的に分離させられたことが要因だからです。胎児《たいじ》にとっては、母親は宇宙そのものですから、本当は宇宙と分離した、という感覚なんだけど……。この話はややこしいのであとにしましょう〟

「子宮から追い出された、というだけではないのですか？」

〝心理学でいうバース・トラウマは、子宮を追い出された、というところだけに着目しています。私は、それを少し拡張して、仏教やヒンズー教の教義を取り入れて、最終的には宇宙とのセパレーション感覚という概念に達しました。宇宙とのセパレーション感覚が小さくなっていくと、悟《さと》りに向かうわけです〟

「宗教的なのですね」

〝その通りです。私は心理学の学説と宗教的な教義をひとつに統合して見ていこうとしているのです〟

「でも、悟りなどというのは、私たちには縁がないですね」

〝ああ、そうですね。悟りというと、ほとんどの人が引いちゃう。なるべくいわないようにしているんだけど、つい漏《も》れちゃった（笑）。悟りにほど遠い私が、悟りにほど遠いみなさんに、悟りの話をしても迫力はない（笑）。でも、どんなに遠くても、人はその方向に少しずつ歩みを続けているんだね……といっても迫力は出てこないか（笑）〟

「あっ、それは、少しわかるような気がします」

〝少し取っ掛かりが出てきた（笑）。Fさんが「親殺しの瞑想《めいそう》」をして、それがだんだん感謝に変わって、というプロセスも、小さいかもしれないけど、そちらに向かう1歩であることは間違いない〟

「そういわれると、すごくうれしい！」

〝母親とのセパレーション感覚というと、遠い昔の出産の話になるし、宇宙とのセパレーション感覚というと、悟りの話になるし、両方とも実感がわかないね。でもこれは、あらゆる人生の、あらゆる局面に投影されているんだ〟

「あらゆる局面というと？」

〝バース・トラウマは、まず両親との葛藤という形で現れることは前にいいましたね。両親に理解されない、つまり分離している感覚なんだね。なんとなく、自分ひとりが孤立しているような感覚だと思う。それをセパレーション感覚と名づけたわけです〟

「わかります」

〝その同じ感覚が、今度は先生がちっともわかってくれないとか、上司の無理解だったり、恋人や夫や子どもとの断絶感などに、次々にシフトしていくわけです〟

「ああ、なるほど……」

〝心理学では、それらはすべてバース・トラウマの投影ということで説明しています。ひとつのトラウマが、その後の人間関係の問題の原因になり、それがトラウマになってまた次の問題を引き起こすという、多重のトラウマの連鎖が綿々と続いて、一生を過ごしていく。死ぬまでね〟

「私の場合もそうだったんですね……」

〝その通りです。Fさんもその連鎖を性懲《しょうこ》りもなくやってきた。今回初めてそのトラウマの連鎖を断ち切ったのかな……。なんと60年ぶりに(笑)〟

「もっと早くやればよかった」

〝いやいや、そうはいかない（笑）。人生は必要なタイミングで必要なことが起きますから、Fさんにとってはこれがベストのタイミング。これ以上欲をかいてはいけない（笑）。これからFさんの人生はかなり変わってくると思うよ〟

「ありがとうございます」

〝いつも同じような失恋をくり返すような人は、「親殺しの瞑想」をちゃんとやれば、その連鎖から逃れられるんだけど、やはりその人なりに、ベストのタイミングがあるような気がするな……。トラウマの連鎖はつらいけど、それが無駄なわけではなくて、たぶん学びのプロセスなんだろうね。じゅうぶん学ぶまでは、うかつにその連鎖から出てはいけない（笑）〟

「私は、ようやくそのお許しが出た（笑）」


〝このトラウマの連鎖のことを、トランスパーソナル心理学では「凝縮体験系《ぎょうしゅくたいけんけい》（Systems on Condensed Experience）」という難しい名前で呼んでいます。サイコセラピーのワークをやると、つらい体験がぞろぞろと芋蔓式《いもづるしき》に出てくることから、この名前がついています。心理学者によっては、けっきょく人間は同じ体験をくり返しているだけだ、とかなり極端な表現をする人もいます〟

「同じ体験をくり返している、といわれると、ちょっとドキッとします。たしかにその通りかもしれない」

〝トラウマの連鎖の話をしているうちは、「バース・トラウマの投影」という表現で、なんの差し支えもないけど、この話を拡張して宗教的なところに持っていこうとすると、ちょっとこの表現はそぐわない〟

「なぜですか」

〝Fさんが苦手な悟りの話になってしまうけど、人は精神的な成長をすると、だんだん宇宙との一体感が増していく、といわれています。完全に宇宙と一体になった状態を悟りというのです。私たちは、悟りからほど遠いから、「個」という概念の中で生きている。つまり、宇宙との「セパレーション感覚」が強いといえます〟

「宇宙ですか……」

〝宇宙というと大げさな感じがするけど、胎児にとっては母親が宇宙のすべてだから、誕生の時点ではバース・トラウマというのは、宇宙との「セパレーション感覚」と重なっているのです〟

「なるほど……」

〝「親殺しの瞑想」をしても、どんなセラピーを受けても、また母親の胎内に戻るわけにいかない。だから、バース・トラウマを解消していくということは、結局「宇宙の胎内」に戻っていくことなのですね。それは、前にいった「悟り」への道を1歩ずつ歩む、ということなのです〟

「はい」

〝人生は、母親の胎内から出てきて、宇宙の胎内に戻っていく旅路……というと、ちょっと詩になるでしょう〟

「かっこいい！」

〝母親の胎内ではへその緒《お》でつながっていたけど、宇宙の胎内に戻るときには、宇宙とつながるへその緒が必要になりますね。それを私は、「宇宙の根っこにつながる」と表現してきたのです〟

さて、それからもう1ヵ月経過した6月25日の天外塾、「親殺し」から「感謝」に瞑想をシフトしたFさんからの報告です。

「できたのは全体の4分の3くらいの回数かな。前回は初めて母親にカーネーションを買ったという話をしましたが、そのまま感謝に変えて瞑想を続けました。6月2日ごろに、ふたたび出産の情景に退行《たいこう》しました。早くに破水《はすい》して、カラカラの子宮の中から私は生まれてくるんですけど……前のときは苦しかったっていうイメージが強かった……。だからトンネルが怖《こわ》いんだとか、閉所恐怖症なんだ、とずっと思ってきたんです。今度も、同じようにカラカラの子宮から出てきて苦しいのですが、自分はすごい生命力なんだなぁと感じました。苦しかったろうにそれを通り抜けてきた。そんなすごい試練を経て生まれて、私ってすごいみたいな瞑想がありました」

〝同じ情景に退行したけど、印象が変わったんだね〟

「それからしばらくして、いま生後6ヵ月になる孫の顔が出てきて、続いて息子が出てきて……。ああ、そうか……。私がいるからこの子たちがいる……、というか……、生命のつながりみたいなのが感じられて……、それまで母親父親だけでなく、祈禱師《きとうし》に対しても恨《うら》みがあった……。変な祈禱師が私を男の子っていうものだから親が期待してしまったんじゃないかってね。でも、今度の瞑想で、祈禱師が男の子だといってくれたから、私は殺されなくてすんだ、まぁ堕胎《だたい》されなくてすんだんだっていう感じで……。生命のつながりに感謝するように変わりました」

〝生命のつながりに感謝っていうのはすばらしいね……〟

「それから、生まれた私が女の子だと知って、父親は私の顔も見ないで遊びに行ってしまったと聞いていて、それがずーっと心に引っかかっていました。今回の瞑想で、でも逆に、その悩みが種になって、私は「自分とは何か」「生命とは何か」「存在とは何か」って何十年も問い続けることができたんだなって、父親が遊びに行ってしまったおかげで、私の人生は深みを増した、と思えるようになってきました。私が女の子で、母親ががっかりしたっていうことも、そのおかげで私は男並みにがんばってこられたんだみたいな感じが出てきて……。ありがとうというか、私ってすごいみたいな、同じ内容がいままでと逆の感じになりました。それと、私もまったく意味がわからないんですけど、重さを2つ感じて、ひとつは私の重さだったような気がするけど、もうひとつは地球の重さのような……。それがドーンと右と左に感じたんですね。何か、言葉ではうまく表現できないんですけど、ドーンと、同じ重さで。あっ、私と地球は同じなんだって。言葉では生命は地球と同じくらいだってよくいいますけど、そうじゃなくて実感として迫ってきた……」

〝それはイメージで出てきたの？〟

「なんか、ドーンと重たい」

〝塊《かたまり》という感じ？　重さだけ？〟

「重さだけですかね。大きさとかはなかったですね」

〝どのへんに重さを感じた？　目つぶっているわけよね？　そうすると自分より前方、横、後ろ、どのへんに存在を感じた？〟

「横か前。それってなんなのかなってちょっとわからなかったんですけど、フッと重さと同時に、私と地球なんだ、みたいな感じでした」

〝重さと同時に、それが何かを感じたんだ。色はついていた？　質感は感じた？　柔らかそうか、硬そうか、表面はつるつるかざらざらか、それともねばねばしているか……〟

「もう、覚えていないけど、特に印象はなかったです。それと、もうひとつわからないのですが、会ったことのない男の人の顔がはっきり浮かんできた。怖いって感じでも楽しい感じでもなくて、何かわからない男の人がはっきり見えた」

〝いやぁ、けっこうドラマチックだね……〟


「その瞑想のあとからがすごいんですけど、私の実生活というか、人生がガラガラ変わってきているんですよ。それまでは私もある程度の年齢になって、どう命の終わりを迎えようかばかり考えていました。どういうふうに最後を終えようか、静かにというかソフトランディングするために、どうやろうか、残りの時間をどう生きようかって感じ。ところが、その瞑想のあとから、仕事の意欲がどんどんわいてきて、とんとん拍子にうまくいくようになりました。ひとつの例でいうと、仕事で8周年のイベントがあったんです、私が勤めている施設のね……。そこで、息子がお嫁さんと一緒に来てくれて、そこで息子が初めてほめてくれた。私の話がよかったと。いままで何度も聴いてるはずなのにね……」

〝息子さんとの関係がどんどんよくなっている感じだね〟

「それから、本当にEXILEのATSUSHIが来てくれたり、今度、ワタミの渡邉美樹《わたなべみき》さんを招くことができたりと、信じられないようなラッキーなことが次々に起こっています。あと自分の内面変化でいうと、ずーっと私は生きるつらさを抱えていたんですね。なんで生きるの？　みたいな……。それが本当に、心が平安というか、どうでもいいっていうのとは違うんですけど、なるようになるさっていう感じになってきた……」

〝お任せできるようになってきたんだ〟

「ひとりで生きていない感じがするんですね。それは言葉でいうと守護霊《しゅごれい》さんとかになるのかもしれないんですけど、いつも一緒にいる感じ。だから、自分の意識で右いくとか左いくとかって判断する必要がなくなってきて……ひとりでにうまくいく……。それだけ大きい力があるというような感じなんですね。母の実家がお寺なもんで、以前から坐禅組んだりしていましたけど、それは単なる真似ごとで、どこかで信じてなかった。ちょっと静かになればいいかな、くらいで義務的にやっていました。今回、瞑想の力というのが、これだけ大きいものかとびっくりしています。生きていくうえで瞑想さえしていれば大丈夫みたいな、ちょっと極端かもしれないですけど、そんな感じですね。瞑想ってすごいんだなあって……」

人生のアドバイス⑪

胎児にとっては母親が宇宙のすべて。バース・トラウマというのは、表面的には子宮を追い出されたというトラウマだが、実は宇宙から分離したという「セパレーション感覚」。人生は、母親の胎内から出てきて宇宙の胎内に戻っていく旅路。

第12章　無意識にひそむモンスター

第5章では、人間のあらゆる恐怖感の源に「死の恐怖」がある、と述べました。

私たちは、「死」を見ないようにしており、あたかも「死」が存在しないかのように、必死に装って毎日を過ごしています。

日本人の場合には、語呂《ごろ》が同じだということで、数字の「4」を避けようとする傾向があり、お菓子を4個、香典に4万円を包むことがタブーになっています。昔は4階がないホテルがあったくらいです。

文明人にとって、死は喪失《そうしつ》であり、悲しい別離であり、無意味であり、したがって死を恐れ、否定し、なんとか忘れようとして生きているのです。

ところが、人間の死亡率は100%であり、誰しもがオギャァと生まれた瞬間から、死に向かって1歩1歩時間を刻んでいく存在なのです。

したがって、死から目を背《そむ》けている文明人の生き方はきわめて不自然だといえます。心理学的に表現すると、文明人はみんな「死の恐怖」を抑圧しているので、それが無意識レベルでモンスター化し、結局そのモンスターに支配された人生を送っている、ということになります。

みんなそうなので、誰も異常とは感じていませんが、死としっかり直面している先住民と親しく接すると、「死の恐怖」のモンスターに支配されないすばらしい人生があることに気づくでしょう。

これは、古今東西多くの賢人が説いてきたことであり、西洋哲学ではそれを「メメント・モリ（死を想《おも》え）」といいます。

「死の恐怖」のモンスターは、人生のあらゆる局面に顔を出してくるのですが、専門的なトレーニングを受けた人以外はほとんどそれに気づきません。

２００９年度前期の天外塾《てんげじゅく》で、塾生のＨさんが悩みを訴え、その根本に「死の恐怖」があることを解き明かしていく様子を『経営者の運力』（講談社、２２３ページ）に詳しく書きました。

ここでは、その概略だけを述べましょう。

製造会社の社長であるHさんは、競技ゴルフが趣味でコンペにも練習にも熱心に取り組んでおられます。仕事も人の3倍はこなし、いっさい手を抜いていないのですが、取引先では、「あの社長はゴルフにうつつを抜かして……」という噂があるらしく、嫌みをいわれたり、注意をされたりすることもあるとのことです。

自分のゴルフ好きが高じて会社がおかしくなったら大変だ、というのがHさんの悩みでした。いまのところ、それにより注文が減るといった、直接的な弊害《へいがい》は出ていないとのことです。

〝ゴルフをやめたら解決すると思いますか？〟

「やめたくないから悩んでいるのです」

〝ということは、もし何かのきっかけがあってキッパリやめることができたら、個人としての気持ちは別として、少なくとも会社の問題は根本的に解決すると、心の底では思っていらっしゃる〟

「まあ、そうですね」

〝それは間違いですね〟

「えっ?」

〝ゴルフをやめてもなんの解決にもなりません。(中略)Hさんは、実際に会社の業績に影響が出ているわけではない。噂によって影響が出るんじゃないかという、心の中の恐怖感が問題なんです。ゴルフをやめても恐怖感はなくなりませんよ。別の問題にシフトするだけです。(中略)人間が直面する悩みや問題点の多くは、心の底に秘めた恐怖感や不安感から出てきます。その恐怖感にきっちり直面して、ずーっと根本まで掘り下げていくと、結局、死の恐怖に行き着くのですね〟

「ゴルフの噂についての悩みが、なんで死の恐怖から出ているのですか?」

〝Hさんの話は、とてもわかりやすいケースです。以前、会社の倒産というのは、擬似的な死の体験だという話をしましたよね。いま、噂で悩んでいらっしゃるけど、それが原因で業績が悪くなって、倒産に向かうんじゃないかという心配が背景にあるわけです〟

「あ、なるほど」

〝でもそれは、自らの肉体の死の恐怖が投影されたものなのです。肉体を持っている限り死の恐怖がなくなることはない。だから、ゴルフをやめても、今度は投影する対象を新たに見つけるだけです。なんの解決にもならない。解決しようと思ったら、恐怖という情動から逃げないで、それをしっかり受け止めて感じることです。そうすれば、巨大なモンスターが、可愛いネズミぐらいまで縮小します。恐怖が消えるわけではないんだけど、大きな問題ではなくなります。要するに、抑圧しないで直面することです〟

Hさんのケースでは、悩みがそれほど深刻そうではなかったので、特に宿題は出しませんでした。

解決の方法論としては、自らの恐怖心に焦点を当てて「情動の瞑想《めいそう》」を行うか、「死の瞑想」により、より直接的に死と直面するかです。

「死の瞑想」は、ラム・ダス（本名はリチャード・アルパート。元ハーバード大学の心理学の助教授で、ドラッグによる意識の覚醒を説きカウンターカルチャー運動を指導したが、インドの聖者のもとで修行して名前を変えた）などにより工夫されており、天外流にアレンジしておりますが、かなり複雑で紙面で説明することは無理です。

Hさんは、２０１１年10月７日に開催された天外塾の「運力強化特別セミナー」で「死の瞑想」を体験され、激しく死と直面されました。天外塾では、「バルド・トドゥル（チベットの死者のためのお経）」などを用いて、４時間かけて死と直面します。

前章で「性欲」と「バース・トラウマ」の２つのモンスターについて説明し、本章で「死の恐怖」について述べました。

この3つのモンスターは、いずれも「生命の衝動」に起因しており、生まれ落ちることによって誰もが多かれ少なかれ持っています。

このほかに、第6章で説明した「シャドー」というモンスターがおり、さらには受容できないようなひどい体験が抑圧されてモンスターになっている、一般にいう「トラウマ」があります。

これらのモンスターたちは、複雑に絡み合っており、全体をまとめて「シャドー」と呼んでいる心理学者もいます。

くり返しになりますが、これは無意識レベルの話なので、私たちがどんなに努力してもモンスターたちの存在はわからないし、触れることはできません。

ただ、巨大化すると、その人の人生がモンスターに支配されてしまうので、外から観察してモンスターが暴れていることを知るのです。

結局私たちの人生は、これらのモンスターとどうつき合っていくかによって決まってきます。本書は、そのつき合い方をお伝えしている、といってもいいでしょう。

前章で述べたように、フロイトは無意識を発見し、そこに棲《す》む「性欲」というモンスターを中心に深層心理学を構築しました。その後の発見を加えると、合計5匹になりました。

一方、フロイトとともに深層心理学の誕生に貢献したユングは、これらのモンスターたちの奥底に「神々の萌芽《ほうが》」とも呼ぶべき聖なる存在が眠っていることを発見しました。

これは、仏教で「仏性《ぶっしょう》（仏としての本能、仏の種子）」、あるいはヒンズー教で「真我《しんが》（アートマン）」と呼ぶ概念にほぼ重なっています。本書では少しくだけて「もうひとりの自分」と呼ぶことにします。

ほとんどの人の心の奥深くで、「もうひとりの自分」は眠っていますが、瞑想などを実習してモンスターたちがおとなしくなってくると、目を覚まし、活動を開始します。「もうひとりの自分」が元気になることが、「悟《さと》り」に向かって成長することです。

冒頭の16ページでは、以上で述べたモンスターたちと「もうひとりの自分」をマンガ的に描いてもらいました。これらは深層心理学ではよく知られている内容ですが、モンスターという呼び方や、無意識層をモンスター層と聖なる層に分けたのは私の独断です。

仏教で説く「四苦八苦」などを書き加えてありますが、その詳細な説明は拙著『運力』（祥伝社）などをご参照ください。

死の瞑想 ラム・ダスが、「死にゆく人の家（今日でいうホスピス）」のスタッフのトレーニングのために工夫した。恐怖感や不安感の軽減に効果があるが、複雑で、時間がかかり、紙面では説明しきれない。指導者の誘導のもとでやることが多く、ひとりでの実行には適していない。

人生のアドバイス⑫ 私たちの無意識層には、①「性欲」、②「バース・トラウマ」、③「死の恐怖」、④「シャドー」、⑤「トラウマ」といった、５匹のモンスターが潜んでいる。これらは、いくら努力しても存在はわからず、触れることはできないが、巨大化して暴れるとさまざまな問題が引き起こされる。人生は、いかにモンスターたちとつき合うか、で決まる。モンスターたちがおとなしくなると、その奥で眠っていた「もうひとりの自分」が目を覚まして活動を始める。それが、「悟り」に向かう意識の成長の道。

第13章　フォーカシング瞑想

第11章で、Fさんの報告の中で、地球と自分の重さを感じたという、ちょっと変わった表現があったのを覚えておられますか?
その部分を、もう一度抜き出してみましょう。

「それと、私もまったく意味がわからないんですけど、重さを2つ感じて、ひとつは私の重さだったような気がするけど、もうひとつは地球の重さのような……。それがドーンと、右と左に感じたんですね。何か、言葉ではうまく表現できないんですけど、ドーンと、同じ重さで。あっ、私と地球は同じなんだって。言葉では生命は地球と同じくらいだってよくいいますけど、そうじゃなくて実感として迫ってきた……」

〝それはイメージで出てきたの?〟

「なんか、ドーンと重たい」

〝塊《かたまり》という感じ？　重さだけ？〟

「重さだけですかね。大きさとかはなかったですね」

〝どのへんに重さを感じた？　目つぶっているわけよね？　そうすると自分より前方、横、後ろ、どのへんに存在を感じた？〟

「横か前。それってなんなのかなってちょっとわからなかったんですけど、フッと重さと同時に、私と地球なんだ、みたいな感じでした」

〝重さと同時に、それが何かを感じたんだ。色はついていた？　質感は感じた？　柔らかそうか、硬そうか、表面はつるつるかざらざらか、それともねばねばしているか……〟

「もう、覚えていないけど、特に印象はなかったです」


Fさんの感じた重さや地球のイメージが何を意味しているかはよくわかりませんが、瞑《めい》想《そう》中にこのようななんらかの感覚が出てくることはよくあります。

Fさんは重さだけを感じたといっているのに対して、私が形とか大きさとか質感とかを、しつこく問いただしていることに注意してください。

残念ながらこのときは、重さ以外の感覚は出てきませんでしたが、実際に瞑想してから、かなりの時間がたってしまっていたため、思い出すのは簡単ではないでしょう。

このように、瞑想中に出てくるなんらかの感覚は、とても大切なので、やり過ごしてしまわないで注目するといいと思います。

色、形、大きさ、重さ、質感、テクスチャー（表面の感じ）、温度などの感覚は、大脳《だいのう》の中では古い脳が担当しており、無意識につながっています。

私たちは、あらゆる出来事や人、物、概念、情動を、このようなさまざまな感覚と関連づけて記憶していますが、精神的な葛藤《かっとう》も一見無関係に見えるこのような感覚を伴っています。

精神的な葛藤は、ときに強固に抑圧されており、瞑想しても、なかなか表面に浮上してこないことが多いのですが、それに付随する感覚に焦点を当てると、掘り起こせることもあります。

私たちの日常は、大脳新皮質《だいのうしんひしつ》（系統発生的に最も新しい脳の部分。言語・理性・論理などの精神活動が営まれる）の活動が優勢なので、あらゆる事象を言語と論理で表現してしまいがちですが、それはきわめて表面的であり、その奥にははっきりとは表現できない、言語化や概念化される以前の情動の源がうごめいています。

感覚からアプローチすると、その源に直接触れることができます。じつは、源に触れるということは、新しい体験であり、それにより源の様子が変化していきます。

これは、以前に「無意識に光を当てるとモンスターが縮小する」といったことと同じです。

「光を当てる」ということは、「意識化する」ということですから、その感じを言語で表現することも意味があります。


つまり、何かを感じたら、それを言語で表現してみる。たとえば、この感覚はテニスボールくらいの大きさで、黒くて重たい、表面はざらざらしている、などです。

あまりはっきりしない感覚でも、言語で表現しているうちにはっきりしてくることもあります。表現すると、感覚が変化していきますので、それをまた感じる、ということをくり返してプロセスを進化させます。


この方法論は、原因不明の不安感や恐怖感、はっきりしない不快感や怒り、なんだかわからないが人生がスムースでなく、やることなすことうまくいかず、生きていくのがつらい、などの状況に対処するときにとても有効です。

たとえば、第1章のA君のケースでは、遅刻常習犯に対して激しい怒りを感じていたので、その人たちが遅刻してくるシーンを思い浮かべれば、怒りという情動が自然にこみ上げてきます。瞑想中にそれをくり返すのが「情動の瞑想」です。

ところが、怒りの対象がはっきりしないときには、うまく情動を喚起《かんき》することができず、「情動の瞑想」になかなか入れません。

あるいは、生きていくのがとてもつらい状況で、何が問題なのかが漠然としていると、いったいどういう瞑想をすれば解決するのかわかりません。

そういうときには、まず瞑想に入って、自分の体を隅から隅まで調べます。人生が順調でなければ、必ずどこかに違和感があるはずです。

その違和感に焦点を当てて、私がFさんに聞いたように、色、形、大きさ、重さ、質感、テクスチャーなどをクリアにしていきます。

もちろん、それらがすべて明瞭になることは期待できませんが、できるだけ具体的なイメージを浮かび上がらせて感じるのがコツです。

ある程度イメージが出てきたら、その違和感に名前をつけて対話を試みるといいでしょう。「あなたは誰?」「いまどんな気持ち?」「何かいいたいことはある?」などと聞いてみて、答えがあるかどうか耳を澄ませるのです。

これは、なるべく多くの感覚の助けを借りて、抑圧された無意識の海の中から、問題になっている情動の源を掘り出す、という手法です。

ときには、まったく意識していなかった幼児期のつらい体験が、ポッと浮かび上がってくることもあります。それが出てきたら、今度はその体験に焦点を当てて「情動の瞑想」に移行することができます。

あるいは、そういう具体的な体験が出てこなくても、違和感と対話しているだけで、違和感そのものがどんどん変化し、それにつれて問題点が軽くなってくることもあります。

違和感と「対話」という表現を用いましたが、自分の中の違和感を、あたかも他人のように考えて、それとコミュニケーションをとる、という意味です。

違和感そのものは、感じているので意識レベルに少し顔を出していますが、それに象徴される精神的葛藤は無意識に潜んでいるので、他人として扱うのが妥当です。

このような身体的違和感と対話を試みるという方法論を、私は「フォーカシング瞑想」と名づけています。

①原因不明の不安感や恐怖感、はっきりしない不快感や怒り、なんだかわからないが人生がスムースでなく、やることなすことうまくいかず、生きていくのがつらい、などの状況に対処するときに、瞑想に入って体のどこかに違和感がないかを調べる。

②発見したら、その違和感の色、形、大きさ、重さ、質感、テクスチャーなどを感じてみる。その違和感に名前をつけて呼びかけてみる。「何をいいたいのか」「どんな感じなのか」「何をしたいのか」を聞いてみる。違和感の変化に注意する。何か言葉が浮かんだら、それが違和感の感覚とぴったりくるかどうか吟味《ぎんみ》する。感覚と言葉を行ったり来たりする。

③毎日2回、朝晩瞑想に入り（30分間）、上記②をくり返す。それを最低2週間は続ける。

④違和感が自然に変わったら、新しい感覚に焦点を当てて、同じ瞑想を続ける。すべてを自然に任せ、自分の意図が混入しないように注意する。感覚がどうシフトしていったかを観察し、居心地がよくなった段階で終了する。

（注）ジェンドリンの「フォーカシング」という手法をもとに天外《てんげ》がアレンジ。瞑想を実習し、深く入れるようになった人ほど効果が高い。

人生のアドバイス⑬

原因不明の不安感や恐怖感、はっきりしない不快感や怒りなどがあるとき、体のどこかに必ず違和感がある。そこに焦点を当てて「フォーカシング瞑想」をすると、それらの原因になっていた精神的葛藤に対処することができる。

第14章　「フロー体験」に接地する

天外塾《てんげじゅく》では、基本的には「フロー経営」を教えています。「フロー」というのは、「我を忘れて何かに夢中になってのめり込んでいる状態」をいいますが、一定以上の深い「フロー」は、しばしば奇跡を生みます。

私自身は、CD（コンパクトディスク）、ワークステーション（専門家向けコンピュータ）の「NEWS」、犬型ロボットの「AIBO」などの技術開発の現場で「フロー」による奇跡を経験し、それを伝えるべく天外塾を開いています。

2007年の（株）アルマック主催の天外塾には、サッカーの岡田武史《おかだたけし》監督が参加され、それが2010年に南アフリカで開催された第19回FIFAワールドカップでの決勝トーナメント進出という奇跡につながりました。

2010年度後期天外塾の塾生Iさんは、よく知られている企業コンサルタントであり、長年実績を積んでこられました。

いままでは、経営を詳細に分析し、理詰めで結論を導くという方法で成功を収めてこられましたが、それとは違う「フロー経営」というのがあると聞き、学びにこられたのです。

ところが、いくら聞いても本人の「フロー体験」が出てこないのです。もう何十年も「フロー」とは無縁の人生を送ってきたように見受けられました。

じつは、自分自身が「フロー」に入った経験をありありと実感できなければ、他人に「フロー経営」を指導することは無理です。


2010年11月19日の天外塾のひとこまです。

〝まずね……、いまのあなたの状態で、クライアントをフローに導こうなんて思わないほうがいいよ（笑）。まず普通に新皮質《しんひしつ》（大脳皮質《だいのうひしつ》の一部で、系統発生的に最も新しい部分。言語・理性・論理などの精神活動が営まれる）を使ってコンサルタントできているんだから（笑）、いまは差し当たりそれをしっかりやって、それと並行して自分自身の改造に取り組んで……、やっぱり僕は3年はかかると思う〟

「えー！　3年もかかる……」

〝仕方ないよ。どうも、人生の長い間、新皮質だけで生きてきたみたいだから（笑）〟

「それは、自覚があります」

〝「フロー経営」というのは、それとは全然違うんだよ。でも、全然違うということがなかなかわからない……。それは、体験しないとね……。今度、星野仙一《ほしのせんいち》が楽天イーグルスの監督やるけどね、彼なんてのは典型的な管理型で。まぁ、たとえばサッカーの岡田監督のように奇跡が起きるやり方は金輪際できないわけです。管理型が悪いといっているんじゃなくて、ある程度のところまでは計算できます。周りが全部管理型だから、指導者が優秀だったら、一定のところまでいけるわけです。岡田監督も昔は管理型が得意で、Ｊ２だったコンサドーレ札幌を２年でＪ１に上げたし、横浜Ｆ・マリノスは２年連続で年間王者に輝いています。星野監督だって中日時代も阪神時代も立派な成績を残しています。そういう意味で管理型が悪いわけじゃない。ただ将来、周りが全部「燃える集団」型になったら管理型は勝てないでしょう。いまは勝てるよ……。いまはまだ管理型でじゅうぶん通用する……。だからお仕事のうえでも管理型で指導しても間違いじゃない。もう、世の中は99％管理型だからね。いまのＩさんの状態で、「燃える集団」型の指導をするのはまったく無理です。それはしばらく置いとかないとね……〟

「それを学んでいきます、ぜひよろしくお願いします」

〝どうしたらいいだろうね……。どんな子ども時代を過ごしてこられましたか？〟

「野球をやったり、水泳をやったり、けっこう楽しかったですね」

〝じゃあ、そこに戻ろうか……。いまから1ヵ月間、毎日瞑想《めいそう》できます？　瞑想は今日初めてじゃないよね？（注：この日の前半で瞑想の実習をした）〟

「自己催眠は何度かやってきています」

〝それでは、いまから1ヵ月間ね、毎日必ず2回、朝起きたときと寝る前と瞑想をする、というのはどうですか？〟

「はい、やります」

〝では、毎回子ども時代に戻ってくれませんか？　野球をやったとき、水泳をやったとき、そのほかでもいいですから楽しかった気持ちをしっかりとかみしめてください。毎回、それを朝30分、夜30分〟

「イメージでずっとそのときのことを……」

〝思い出せばいいわけ。なるべく詳細にね。楽しいことだけじゃなくてもいいですよ、つらいことも出てきたらそれも含めて……。必ずそのときの気持ちをかみしめる……子ども時代のね。多分そこまで戻らないと「フロー」の感覚に接地できないと思います。で、来月報告してください〟

さて、その次の12月13日の天外塾、1ヵ月のワークを終えたIさんの報告です。

「前回ですね、あなたはフロー体験していないと、先生にいわれてしまいました。お前には「燃える集団」の指導はできないと……。とてもショックでした。でも私、素直ですから（笑）。先生からいわれた宿題を本当に毎日やりました。瞑想を朝と夜ですね、だいたい20分間くらいです。まぁ、子どものころっていうのが一番楽しく、何も考えずに暮らしていましたね。そのころを思い出すという作業をやりました。最初は正直、こんなことやって何になるかと思いながらやっていましたが、1週間くらいしたところから非常にウキウキしてくるんですね。小学校2年生から4年生くらいまでが一番、何やっても楽しいという時期でして。学校へ行くのも楽しいし、飯を食うのも楽しいですし、トイレ行くのも楽しいですし、友達と話すのも楽しい。何をやっても楽しい。なんでそうなったかというと、2年生のときの担任の先生が非常にいい先生でして、ほめて伸ばす先生だったんです。1年生までの先生というのは欠点を指摘するような先生で、あまりやる気もなく、楽しい感じもなく学校行っていたんですけど、2年生くらいからそういう先生にめぐりあいましてすごく楽しくなりました。でまぁ、自分が得意な水泳ですとか、そういうのをほめてくれて、そこから自分が変わったってことを……、2年生ですから7、8歳ですよね。記憶が断片的ですけど、それを思い出しながら3年間の思い出に浸っていきますと、いろんな面が見えてきまして……。たとえば、親とキャッチボールしているということすら楽しいんですね。毎週ですね、休みの日に父親がグローブ持ってきてキャッチボールをして、それ自体も楽しい。父親に対する感謝の気持ちも起きて……。学校の先生ですとか、親に対する感謝の気持ちがね……。そういったことをずっと感じながらやっていますと、毎日、朝がすごく楽しくなりました」

〝ああ、うまく楽しい時代に接地できましたね……〟

「逆にいいますと、大人になってからというのは、なんでいままで、こういうようにウキウキしながら生活していなかったんだろうってすごく感じました。まぁ、いわゆる外からの圧力が強くて……。たとえば、予算をこれだけでやりなさいとか、お前の役割はこうだからこれをやりなさいって……。外からくる動機づけの中で自分はやってきているわけです。それを無理やりですね、自分の中でねじ曲げながら、まぁ、フローになっていることを装っていた部分があったんじゃないかと思います。要するに擬似フローのような感じで、無理やりやる気を出して仕事をしている自分があったなって……。これだとダメだなとわかりました。やっぱり少年のころの自分を思い出して、それを感じながらやりますと、すごく楽しくなってくる……。同じことやるにしてもすごくウキウキワクワクする自分があって……。そういう意味では瞑想やりまして、本当に楽しい状態を自分の中で発見しました」

〝いやぁ、すばらしいワークをなさいましたね〟

「ありがとうございます」

〝はい、子どものころの瞑想をお願いして、ここまでいってほしいっていうところまでは、実に見事にやっていただけました（拍手）。まずその感覚……、これは言葉で記述できないでしょう。だから自分でその感覚を体験する以外ない……。最近はどうもフローに入っておられないみたいだから……。でも、自分ではそれは気づけない。最近やる気になっているっていうのはフローじゃなくて、要するに新皮質の、計算ずくのやる気なわけです。で、計算ずくのやる気とフローに入ったときのやる気の違いみたいなものをまず認識していただきたい、ということから始まったんですね。それはいまのお話の中でじゅうぶん達成できたと思います。だから、そういう意味ではこの瞑想はしばらく続けたほうがいいと思います〟

「はい」

〝やっぱり誰でも、いまの学校教育を受けて、普通の会社勤めをしていると、新皮質優勢になって、古い脳を抑圧しています。そうすると、そういうウキウキ感みたいなものを抑圧して生きているというのがごく当たり前になっている。誰でもそうなんですけど、特にコンサルタント業というのは、新皮質を使いすぎる……。いままでもこのセミナーに、コンサルタントの方も大勢来ていただいていますけど、お話をうかがっていると、クライアントとの戦いみたいなものをね……僕は感じます。やっぱりお金をもらってやっているから、どうしても何かやらないといけない。こっちのほうが上だというところを見せなきゃいけないし、それがひとつの戦いみたいになっている。新皮質を使ってそれをやっていると、どんどん鎧が重くなってくるんですね。だから一般のサラリーマンも、もちろん新皮質優勢でけっこう鎧《よろい》を着ていますけど、コンサルタントの方は平均よりも鎧が重いと思います〟

「それは、自分でも感じます……」

〝コンサルタントというひとつの職業病かな？　クライアントと仲よくやっているにしても、常に内心は戦っている。戦いに勝たないとコンサルタント料をいただけないという意識があるように思います。戦いに勝って名声が出てくると、じつは勝つたびに鎧が重くなっている。そうすると、さっきおっしゃったようなワクワク感みたいなものをキャッチできなくなるのね。そのワクワク感からこみ上げてくるものを行動に移すことでフローに入れるわけだけど、それをキャッチできなくなっている。だからしばらくこの瞑想を続けられて、そのワクワクが当たり前になってくるというところまで持ってこないとね……。瞑想している間だけじゃなく、そのほかのときでも、ワクワク感がある程度感じられるようになってくるとフローに入れるよ。それまではしばらく……、これはけっこう時間かかるかもしれないな。なにせ職業病ですから（笑）〟

「かなり重たいですね」

〝それだけたっぷり稼いできたんじゃない？（笑）。もうひとついうと、幸いなことにね、とてもいい子ども時代を過ごしておられると思います。そうやって野球やって、水泳やって、いい先生がいて、楽しくね。親父とキャッチボールやるのも楽しかったっていうのは、すばらしい子ども時代なわけですよ。ところが、あるところでスイッチ……というか、蓋《ふた》を閉められているわけですよね。それは本人のせいじゃなくて、何かの出来事があって、その拍子に蓋が閉められて、そのワクワク感が封印されてしまったと思います〟

「蓋……ですか？」

〝毎日ワクワクしていた少年時代と、鈍くなってしまった現在の間に断絶があるわけですよ。これは、誰でもだいたい同じような経過をたどって鈍い大人に育ってくる（笑）。でも、ワクワク感を封印するような出来事が必ずあるんですよ〟

「ああ、封印する出来事ね……」

〝蓋を閉められたところまでさかのぼってみると、蓋が開けやすくなる……。だから同じような瞑想をするんだけど、楽しい状態から少しずつ年齢を上げていくという操作がいります〟

「どうやって年齢を上げていくんですか？」

〝数を勘定しましょうか。ワクワク感が感じられるところまで瞑想を深めていくときに、いままでは漠然とやっていたけど、数を逆に勘定する。たとえば、10くらいからね、10、9、8と瞑想の中でゆっくり数えていく。数える前に、「いまから子ども時代の楽しい体験にいきます」と宣言するといいよ。ワクワク感を感じたら数えるのを止めて、そのときの情景を思い出して、情動をしっかり感じる。じゅうぶん感じたら、今度はそこから数をふやしていくわけ。まず、「いまからつらい体験にいきます」と宣言して、ゆっくりと「1」と思い、それから10秒くらいたって「2」と、いう感じで数をふやしていくと、年齢が上がっていきますから。そうするとどっかで蓋を閉められた思い出みたいなものが出てくる。なんかいやな感じがしたらそこで止めるわけです。そのときの情景をありありと思い浮かべてみる〟

「やってみます」

人生のアドバイス⑭

人は首尾よく「フロー」に入れれば、とても豊かな人生を歩むことができる。ところが、ほとんどの人が幼児期のつらい体験により、ワクワク感に蓋をして、感覚が鈍い大人に育ってきている。「フロー」に入るためには、その蓋をゆるめて、心の底からのワクワク感に接地することが必要。

第15章　固く閉じられた蓋を開ける

フロイトの精神分析をはじめとする多くの精神療法では、トラウマの元になっているつらい体験を、もう一度意識レベルに浮上させ、再体験させせます。

その体験が耐え難く、抑圧してしまったがために無意識レベルでモンスター化して人生を支配しているわけですから、それをしっかり意識化できればモンスターは縮小し、その支配から逃れることができます。

2010年12月13日の天外塾《てんげじゆく》、Iさんとの対話が続いています。

〝……蓋《ふた》を閉められたときにどういう感じがしたかを追体験してほしいのです。微妙だけど、うまくそこにいけると、その蓋が開けやすくなりますよ。いったんそこを再体験することによってトラウマも外れます。精神療法の多くは再体験で癒《いや》していくわけです。まぁ、必要があって閉めてきたところをもう一回開けるので、ちょっとつらいけど……。たくさんの蓋がありますよ。１００も２００もあると思うんだけど、その大きなものが1、２個出てくると蓋が開けやすくなると思う〟

「それが出てきたらそれをどうすればいいんですか？」

〝それを感じるだけでいいです。僕らの言葉でいうと「接地する」っていうんですけどね。その情動に接地するだけでじゅうぶんです。何か操作する必要はまったくない……。操作するっていうのは、それこそいままでやってこられた新皮質《しんひしつ》（大脳皮質《だいのうひしつ》の一部で、系統発生的に最も新しい部分。言語・理性・論理などの精神活動が営まれる）（笑）。いまやらないといけないのは「感じる」ということなんですね。だから、ここの6回のセミナーを通じて、なるべく操作する・コントロールするってことを手放して、理論的な思考もやめて、ありのままの姿を感じることを学んでほしい。「コントロール」から「感じる」へとシフトする……〟

「ついつい、コントロールしたくなりそうですね（笑）」

〝僕なんかもね、42年も会社にいたからさ、やっぱり反射的にコントロールしようとする。それはね、多分死ぬまで抜けないと思う。でもまぁ、少し違うのは、コントロールしようとはするんだけど、あぁ……、自分でコントロールしようとしているなってわかるところまではきています〟

「自覚できればいい？」

〝そうそう。コントロールしようとしていたらそれを止める必要はないけど、コントロールしようとしている自分を見てあげる。自覚することをくり返していると、やがて少しずつ手放せる。コントロールをうまく手放すことができれば、さまざまなことを感じることができるようになります〟

「コントロールを手放すと感じられる？」

〝何かこう、自分がどんどん動いていたり、「あいつはけしからん」とかいった強い感情にとらわれているときには、本当のことは感じられないんだね。コントロールを手放して、感情も手放して、ニュートラルになると初めて内側からこみ上げてくるものをしっかり感じられる。感じるというのは、いいことだけを感じるのではなくて、悪いことも含めて全部受け入れるということ。それは、自分から積極的に、ああしようこうしようと打って出るということがなくなったときに、初めて感じることができる。だから非常に受動的にならないといけない。いま、みんな逆でしょ。だいたい「能動的に、能動的に」っていう教育を受けてきているから、なかなか受動的になれない。それを意図して受動的になって、ただひたすら感じる。で、その感情をコントロールしようとしたり、プラス思考とかポジティブ・シンキングに絶対持っていったりしない。ネガティブだろうとなんだろうと、全部そのまま感じる〟

「プラス思考はよくないんですか」

〝ネガティブなところを避けていたらね、前にいけないんだよ。ネガティブなところに接地して初めて乗り越えていけるわけ。いままで1ヵ月間はね、ポジティブなところに接地してもらったわけ。というのは、それがベースだから、それができてないと何やってもダメだからね。で、ポジティブなところに接地できたら、今度はネガティブなところも見ていかないといけない。ポジティブ・シンキングとかプラス思考とかやってると、ネガティブなところをピュッと迂回《うかい》する。そうすると、全然前にいけないんだね〟

「いままで、『プラス思考、プラス思考』っていってきました。自分にも、クライアントにも……」

〝プラス思考っていうのは、僕は非常に危険なメッセージだと思うな（笑）。いろいろ見ているとね、むしろ転落する要因になっている（笑）。なんだおまえ、マイナス思考しているのかって自分を非難することになって、自己否定につながることもある……。だから、マイナス思考をしていたら、そういう自分をちゃんと受容できるほうが自然……。それを否定するから人間全部おかしくなるわけ。だからこれがね、非常に難しいけど、すごくおもしろいところで。そのへんに人生の真髄《しんずい》があると思います〟

「深いですね……」

〝自分自身を全部、ネガティブな面も含めて、ありのままを受け入れることができると、ようやく他人も受け入れることができるようになるのね。自分のネガティブな面を受容できない人が、他人を受け入れるというのはまったく無理。誰でもネガティブな面は持っているから……、その人を否定しちゃうわけですよ。その人を否定したら、人間関係はそこでおしまい。他人を受容するためには、やっぱり自分のありのままの姿を受け入れるということを身につけなくてはいけない……。これは、言葉でいくらいってもダメで、いまのようなことをくり返してくり返してね……。で、だんだん汚くても、みっともなくても、だらしなくても、そういう自分を受け入れていく……〟

「みっともない自分をね……」

〝プラス思考、プラス思考ってやっていると、かっこいい自分だけが本当の自分のように装って、そのほかのところを抑えていくでしょ。抑圧するものだから、余計にシャドーが強くなって、人生はつらくなっていく。だからそういう自分の中のネガティブなところやずるいところをちゃんと見てあげる。嘘《うそ》をついてもいい。嘘をついたら、嘘をついている自分をちゃんと認めてあげる。嘘をつかないで人間は生きていけない。私は正直者だっていっている人が一番嘘をついている。僕なんかはアメリカ・インディアンとつき合ってきたけど、伝統派のインディアンはたしかに嘘が少ないのね。まぁ……、ジョークみたいな嘘をよくつくけどね……。「お前、先月なんで来なかったんだ」ってインディアンの長老にいわれたことがあって……。世界長老会議っていうのをやるので、お前にテレパシー送ったのに、お前来なかったじゃないかと（笑）。「感度悪くてごめんなさい」なんていったけど、それ、多分ジョーク（笑）。でもたしかにインディアンの長老は自分を格好よく見せるための嘘は少ない。それでもやっぱり嘘はつきますよ。だから、嘘をついても人をだましても……、まぁ……人間だからいろんなまずいことをやらかしますけど、それはそれでそういう自分も認めていく。だから格好いいところだけが自分だと装っていると、どんどん物事はひどくなっていく〟

「装わない、かっこつけない……ということですね……」

〝まったく同じように、体験でもポジティブなのだけに着目するのではなく、ネガティブな体験にしっかりと接地していく。Ｉさんは、いま、ようやくポジティブな体験に接地できたところだから、今度は少しネガティブな側面に接地して、それを受け入れるという練習。そのワクワク感に蓋をせざるをえなくなってしまった、たくさんのネガティブな経験をしていると思うんだけど、それが出てくるかどうかだね。だから、まずワクワクしていた時代に戻ってから、ゆっくり上がっていく、少しずつね。別に何も出てこなくてもいいんだけどね。毎回瞑想を終える前に、ちょっと2、3歳上がって出てくるようにしていると、そのうちにすごい体験が出てくるかもしれない〟

さて、それからもう1ヵ月たった2011年1月21日の天外塾での、Iさんの報告です。

「第1回目に、過去の子どものころのですね、フローに入っていた気持ちを思い出しなさいということでやりました。前回は、そのフローが閉じた原因となるような記憶を思い出しなさいという宿題でした。で、やり始めてまず感じたのが、最初はすごく気分が悪くなったんですね。まぁ、小学校2年から3年生時代が一番楽しかった。フローに入りやすい状態だったんでしょうね。でも、5年生、6年生くらいにいろんなことがありまして、それを思い出すにつれまして、最初はすごく気分が落ち込んできました。このまま続けていいのかな？　という疑問がわいてきました」

〝どんな出来事があったのですか？〟

「最初に出たのが、小学校6年のときに野球の試合で、他校に行ったんですね。そのときに、6年生なんですけど化け物みたいなバッターとピッチャーがいまして。小学校のときの夢がプロ野球選手だったんですが、それを見て、『あっ、こういう連中がプロになるのかな』っていうふうに、自分はなれないな……というような……。自分の中で、少年のころの夢がついえてしまったと自分で思い込んでしまって……」

このあと、Ｉさんからは、さらにいくつかのいやな感じの体験談が語られましたが、省略します。

〝まだまだ、核心までいってないかもしれないね……〟

「あぁ、そうですか」

〝もうちょっと、何かつらい記憶があるかもしれない。いやな感じが出てきたっていうのは大成功で。そのいやな感じが引きずっているものがあるわけです。それらのもとになっているのがね……。でも、いまのお話だと、その周辺にある子魚がポッポッと出てきている感じがするけど、一番いやな感じをした大魚がまだ浮上してきてないんじゃないかな。それは、耐えられないくらいいやなもんだから抑え込んでいるわけ。そうすると簡単には記憶に上がってこない。要するにそれが重しになって、固く蓋《ふた》を閉ざしているという体験をたぶんされているんじゃないかなと思いますけどね。まあ、勝手な推測だけど……。だから、どうしましょうか、もうちょっと続けてみます?〟

「はい」

〝そうですね……、あんまり……具体的な出来事を思い出そうとしないで、むしろいやな感じが出てきたら、そのいやな感じに集中するほうがいいかもしれない。フォーカシング瞑想というのを前に説明したけど、それをやってみましょうか。ずーっと戻っていったときに、楽しい記憶のところまでいって。それから年齢を上げていったときに、いやな感じが出てきたら大成功なんです。そのいやな感じが出てきたら、そのいやな感じをまずちゃんと感じる。それからそのいやな感じがいったい体のどの辺りに対応しているのか。胃の辺りか肝臓か、足にあるかもしれないし、頭にあるかもしれない。どのへんに一番いやな感じがあるか。そうしたらそのいやな感じというのは、どんなものなのかを見ていく……。真っ黒な塊《かたまり》なのか、硬いか柔らかいか、表面がザラザラしているかとかいうことで……。ともかく、それに集中していくというやり方です。いままで、いやな感じにまつわる思い出を、出そう出そうとしてきたけど……それはもともといやで抑圧したものだから……。思い出そうとすると、一番肝心な出来事がもっと抑圧されて引っ込んでしまうかもしれない。そうじゃなくて、そのいやな感じを対象にして、体のどこかにそれを感じてそこに焦点を当てる。要するに具体的な出来事はちょっと忘れて、いやな感じだけに焦点を当てるわけです〃

「出来事じゃなくて？」

〝出来事じゃなくて、そのいやな感じというのはいったいどんなものなのか。黒いか、紫色か、硬いか、柔らかいか、表面がザラザラしてそうだとか、空想でいいですよ。それをずーっとやっていると、別に具体的なことが出てこなくても、ある程度、フロー体験を妨げている情動の蓋みたいなものが柔らかくなってくる。そっちのほうがいいかもしれないな……。具体的な出来事というのは、ただ頭で論理的な説明ができるだけであって、それ自体はなんの意味もないわけで、情動の蓋が外れればそれでいいわけです。だから、むしろそっちに集中されたほうがいいでしょう。で、そのいやな感じの源は、無意識にあるものだから、他人として扱ったほうがいい。自分の中にあるものだけど他人なわけ。だから名前をつけてね、黒かったら「黒子ちゃん」とかね。「黒子ちゃんいまどんな感じ？」とかね。それと対話を始めてみるわけ。「何がいいたいの？」とか。そうすると何かそれがね、少し柔らかくなってくる。これがフォーカシングというやり方なんだけどね。焦点を当てるという意味。いやな感じそのものに焦点を当てる。本来のフォーカシングは、セラピストとクライアントと1対1でやる方法論なんだけど、それをひとりでやるようにアレンジしてあります……。マニュアル通りじゃなくてもいいから、ともかく自分のいやな感じに迫っていく。自分なりのやり方で迫っていければいいと思います〟

「感じるというのは、何か形をイメージしたりするんですか？」

〝そうそう。感じを具体的にしていくわけ。だからこれは人によってはね、まったく具体的なイメージがわかない人もいるし、「いやぁ、胃のところに黒い塊があります」とかね、そういうイメージがわいてくる人もいる。イメージ力は人によってさまざまだからなんともいえないんだけど、あんまりイメージがわいてこなくてもさ、想像しちゃえばいいんだよ。柔らかいかとか硬いかとかね。表面がどんなか、触ったらどんな感じがするか。重いか、軽いか。温かいか、冷たいか。あらゆる特性を想像してみる。で、そうやってともかくそれに集中して、それに関するいろんなことをやる……。うん、その子と遊ぶ感じがいいかもしれない。いやな感じと遊ぶ。さっき、いやな感じがして、それを止めようとなさったとおっしゃったけど、それはいやな感じと同一化しているわけ……自分がね。そうじゃなくて、いやな感じを客観的に見てその子と遊ぶ〟

「遊ぶんですか？」

〝遊ぶ〟

「遊ぶっていうのはどういうイメージ？」

〝「何いいたいの？」とか、「いまどんな感じ？」とか、「何したいの？」とかね……なるべく自分と離れたものとしていやな感じを感じてみる。いやな感じを自分に持ってこないわけよね。自分と離れたところにいやな感じがあるなぁと。それをなるべく客観的に見て。形とか、重さとかね。冷たいか、熱いかみたいな感覚を探るというのは客観視しようとしているわけ……。客観視することを一種の遊びとしてやる。で、なんでそんなややっこしいことをやるのかといえば、普通我々はいやな感じがすると自分が巻き込まれてしまう。自分と同一化すると、いやだから自動的に抑圧しようとする……。でも、それを「どんな色している？」「大きい？」「小さい？」とかね、「温かい？」「冷たい？」とかってやってて遊んでいると、だんだんそれが形を変えてくる。ということは、深層心理的にいうと、いると、それを客観視する力がわいてくるわけ。客観視して、それとお話をする。そうやってそこに強固にこびりついていた蓋を少しゆるめることになるわけ。ちょっと難しいけどさ、もう1ヵ月やってみようか？〟

「わかりました、ありがとうございます」

楽しい体験の瞑想

まず瞑想に入り、「いまから子ども時代の楽しい体験に行きます」と宣言し、10、9、8……と数をへらしていく。楽しい体験が出てきたら、そこで数えるのをやめてワクワク感をじゅうぶんに堪能《たんのう》する。いくつかの楽しい体験を渡り歩いてもよい。ワクワク感が日常的に感じられるまで、毎日くり返す。

つらい体験の瞑想

「楽しい体験の瞑想」に入ったあと、「いまからつらい体験に行きます」と宣言し、1、2、3……とゆっくり数を数える。いやな感じが出てきたら、そこで数えるのをやめ、その情動をたっぷりと味わう。具体的な体験が出てこなかったら、その「いやな感じ」に焦点を当てて、「フォーカシング瞑想」に移行するとよい。

人生のアドバイス⑮

「プラス思考」を強調すると、「楽しい体験」ばかりに目がいき、「つらい体験」を迂回《うかい》する傾向が出る。そうすると、「つらい体験」は抑圧され、モンスターたちがさらに元気になる。また、かっこいい自分だけを本当の自分のように装い、みっともなくだめな自分や「プラス思考」ができていない自分を否定し、抑圧して、モンスター化してしまう。欠点だらけの自分を受容できないと、他人も受容できない。「プラス思考」は、ときに人生を転落に導く。

第16章　「楽しい体験」と「つらい体験」の葛藤

さらに、それからもう1ヵ月たった2月18日の天外塾《てんげじゅく》。Iさんの報告です。

「先月の宿題がですね、前のテキストにありましたフォーカシング瞑想《めいそう》という、自分の問題点をピックアップして、それに関連する体の違和感にフォーカスを当てて、何か形とか色とかに置き換えなさいということだったんですけれども。それで、フローになぜなれないのかということを問題点にしてやったところですね、いきなり出てきたのは、3歳のときの記憶。兄貴が5歳だったんですけど、やかんをひっくり返して、熱湯をかぶって大やけどしたんです。その記憶を思い出したら、いままた私、涙が出てくるんですけど……。私がたまたまジュースを飲んでいたときに兄が来て、お前そのジュースどこにあるんだと……。で、あっちにあるよといったら、走っていってやかんをひっくり返したんです。大やけどをして……。四十何年前ですから、技術がしっかりした病院もなくて、ケロイド状になりまして、やけどの後遺症で、ずーっと兄は大変な思いをしたんです。3歳の私は、原因は自分にあると思い込んだのでしょうね。自分がジュース飲んでなかったら、兄はやけどしなかったというふうに思い込んでしまって。私のせいで兄がやけどしたのか、あるいはそのことが親にばれるのが怖《こわ》いのかよくわからないんですけど……。そんなんで……、何回瞑想してもそのことが出てくるんですよ」

〝ああ、フォーカシング瞑想がうまくいきましたね〟

「何度出てきても、必ず泣くんですね。胸が詰まってしまって。朝、瞑想しますけど、会社へ行く前にいつも泣いている（笑）……。飛行機乗っていてもふと思い出して、また泣けてくるというふうになって……。まぁ、そんなことを天外先生にメールしたんですね。こんな状態で困っています、どうしたらいいでしょうかと。そしたら返事が来て、おめでとうございますと（笑）、それですよって……。それをくり返して瞑想やりなさいって……。じつは、私の知り合いでヒプノセラピー（催眠療法）の先生がいまして……。そちらにも同じメールを送ったんです。そしたら先生が、『大丈夫？』と電話をしてきたんですね。そのやけどの話をするんですけど、電話越しにも泣けてしゃべれない状態で……。そしたら先生がいま取ってあげるよというんです。何を？　っていう感じ……まぁ、目をつぶって催眠状態……、退行催眠《たいこうさいみん》だと思うんですけど……。3歳の自分になって、目の前に兄貴がいて、やかんをひっくり返すんですね。で、やけどして泣いてる……。そこに行きなさいっていう。そこに私が行って、『兄ちゃん大丈夫？ 俺のせいで』って、また泣きながらいうんです。そしたら兄ちゃんがですね、『いやいや大丈夫だと』……。『お前のせいじゃない……、お前がジュース飲んでいたせいじゃない』っていうわけです……私に。で、そこに親父とお袋が来て、『お前そんなふうに思っていたのか』と……、『お前が悪いんやない』と……、『あれはたまたま事故であったんだから、しょうがないよ』ということを親が私にいうわけです。それで、そういう状態の中で、お互い4人で抱き合いなさいという話で、こう抱き合ったんですね。わずか20分くらいですかね。それが終わったら……なんていうんでしょうね……胸のこの辺りに刺さっている杭《くい》がズボッと抜けた感じなんです。そこから、もうすがすがしくなって。何かこれがフローなのかなっていう感じがするくらいですね」

〝ああ、すばらしいワークを受けられましたね。多分、人格交代をして仮想的な対話をなさったんですね〟

「逆に四十何年間、こんな重たい石を持っていたんだなっていう感覚です。それからは、瞑想してやけどのシーンが出てきても涙を流さなくなりまして。むしろ、そこで普通に兄貴としゃべっている感じで。このことを家族や兄にいったほうがいいのかということを聞いたんですけど、それはどっちでもいいよと。どうせ向こうは知らないから。私が勝手に自分でそういうふうに思い込んでいただけだから、といわれました」

〝家族にお話になっても、誰もなんのことだかわかりませんよ……〟

「そういう感じで、すごく衝撃的に気持ちがスーッと楽になった感覚があります。さきほどの話でおっしゃった、自分と別の自分があるというか、そういうのがあったんだなっていう気づきがあります。で、僕はいま、そのもうひとりの自分を『タツロウちゃん』と呼んでいるんですけど、3歳のタツロウちゃんに申し訳なかったっていう思いがあるんですよ。四十何年間ずっとそういう罪を背負わせていた感覚でして、悪かったなという思いと、これからはもうちょっとお前を大事にするよっていう感じで、それ以来もうひとりの自分と対話しているような感じですかね、そんな不思議な感覚があって。でも、ものすごく幸せな気分です」

〝はい、どうもおめでとうございます（拍手）。でも、これで全部抜けたとは思わないでね。それから、そのやけどの事件が唯一の問題とは思わないほうがいいよ。それにまつわるたくさんの体験をしているはずです。ただ象徴的にそれが出てきたので、それに対してのワークが、たまたまヒプノセラピーの先生が電話でそうやって催眠をやるのはすごいけど（笑）。ただ、体験というのは何かひとつの孤立した体験で、精神が形作られるということはなくて、ひとつの体験が次の体験のトリガー（引き金）になるんです。その一連の体験が必ずあります。だからあるいはもっとすごい体験が隠れているかもしれない〟

「はい」

〝いまの「やけど事件」は、前に話した5匹のモンスターでいうと普通のトラウマ（精神的外傷）ということになります。で、それをずっとたどっていくと、別のトラウマが次々に出てきて、結局バース・トラウマ（103ページ参照）までさかのぼるのでしょうね。子宮を追い出されたっていうところまでいっちゃう。なかなか、そこまではたどれないけどね……。あるいは、死の恐怖や性欲のモンスターが関係しているかもしれないけど、いまのケースは、バース・トラウマの影響が大きいね。お兄ちゃんをやけどさせた原因が自分にあると思い込んでいたんだけど、それは要するに自分が原因でお兄ちゃんがやけどしちゃったもんだから、自分が両親に嫌われるかもしれないという恐怖感なわけ。まさにセパレーション感覚ですよ〟

「ああっ、なるほど」

〝これはもう明らかにバース・トラウマから派生したトラウマです。ということは、ずーっとたどっていくとバース・トラウマまでいくわけだから、それはいろんなところでいろんな表現をしているはずです。それひとつじゃなくてね……。だからそれを全部解消するのは無理だし、今回のようなワークで、それを思い出すと、モンスター化していたバース・トラウマが少しずつ小さくなっていく。だけどもなくなることはないし、これで全部解決ということは錯覚です〟

「はい」

〝すごく大きかったモンスターが、ちょっとずつ縮んでいく……。だから、まだまだそのプロセスはずっと続けないといけない……まぁ、死ぬまで続けるということかな（笑）。バース・トラウマというのはなくならないわけだから、ずーっとそれを続けるというのが人生なんですよ〟

「わかりました」

〝ご愁傷様《しゅうしょうさま》です（笑）。でもこれは、Ｉさんだけでなく、あらゆる人のあらゆる人生が、けっきょくバース・トラウマとの格闘が最大のテーマなのです。たまたま、Ｉさんはそれに気づくことができた。気づくと人生のグレードが一段上がります。とてもラッキーでした〟

「ありがとうございます」

〝そのやけどしたっていうこと自体はもう置いといて、その情動みたいなのに接地し続けるといいと思います。このワークはすごく大事だし、フロイト派だと、そうやってひとつのトラウマを発掘すると、一件落着にしてしまう。それを解消して終わり、「はい解決ですね」ってことで終わっちゃうけど、そのあとのいろんな学派の心理学では必ずしもそうではないということが発見されています。結局、僕がこの前お渡しした図面みたいに、ずーっとたどっていくと死の恐怖とかね、バース・トラウマとか性欲に関連したのがゾロゾロ出てくる。その3つだよね、その3つがいろいろ料理されて普通のトラウマになったり、普通のシャドーになったりしているわけ。まずは、バース・トラウマに直面できれば大成功〟

「バース・トラウマは完全には取れないことはわかりましたが、それに直面するというのはどういうふうにしていけば？」

〝いま、それをやっているわけです〟

「あっ、これでよろしいんですか？」

〝えぇ、そうやって涙が出てきたっていうのは、バース・トラウマにある程度直面してるわけ。本当はヒプノセラピーであっさり解決してしまわないで、もっと時間をかけてじゅうぶんに苦しんでほしかったんだけどね……。まだ、苦しみが足りない（笑）。じゅうぶんに苦しんで、バース・トラウマのモンスターが小さくなってくると、もうひとりの自分が目を覚ます〟

「まだ足りない？……」

〝小さいころの満たされなかった自分にタツロウちゃんと名づけて、それと対話するようにしていくと少しずつその子が癒《いや》されていく……。完全に癒されると消えます。これは、インナーチャイルド・ワークといいます……。インナーチャイルドをこの図（16ページ参照）のうえでイメージすると、本来は「聖なる層」の住人である「もうひとりの自分」の一部が、壁を越えて「モンスター層」にはみ出している、という感じかな。インナーチャイルド・ワークというのは、そのはみ出した部分を癒して「聖なる層」に戻してやることに相当します。それにつれて、もうひとりの自分が本来の姿を取り戻し、目を覚まします。ですから、バース・トラウマに直面するワークと同時に、インナーチャイルド・ワークをやると、とても効果的です。だいたいこういう具合にして、マネジメントの力がついていくのです。何か解決したような雰囲気《ふんいき》になってしまったけど、もうちょっと続けて、バース・トラウマと直面しましょうか？〟

「はい、わかりました」

〝ということでね。こんなにうまくいくことそんなにないんだよ（笑）。Iさんもすごくラッキーだったし、それを一緒に体験できたみなさんもすごくラッキーだったと思います。Iさんに感謝しましょう（拍手）〟

さて、当初Iさんは、小学2年生からの3年間は楽しく過ごしていたと語っており、そのあとに心に蓋《ふた》をするような出来事があったのではないか、と推定していたのですが、実際に出てきたのは3歳のときの体験でした。

これは決して珍しいことではなく、対話の中での発言でもいっているように、バース・トラウマにまつわって芋蔓式《いもづるしき》につながっている一連の体験（「凝縮体験系《ぎょうしゅくたいけんけい》」、127ページ参照）は、同じ意味を持っており、その中のどの体験に焦点を当てても、モンスター化していたバース・トラウマは軽減します。

Iさんのケースでは、最初の1ヵ月の「楽しい体験の瞑想」で、ワクワクした情動にじゅうぶん接地したことがとても大切です。

楽しい体験も「凝縮体験系」になっており、多くの体験が芋蔓式に連なっていますが、どんどんさかのぼっていけば胎児期《たいじき》までいきます。

そのどれに接地してもいいので、体験の前後関係は問題になりませんが、楽しい体験の情動に時間をかけてじゅうぶんに接地していないと、次のつらい体験のワークがうまくいきません。

常識的な因果関係では、楽しい体験のワクワク感に蓋をするなんらかの出来事は、そのあとに起きたと考えられますが、一連の楽しい体験と一連のつらい体験がそれぞれ「凝縮体験系」を形成しており、その2つのシリーズの葛藤《かっとう》により現在の精神が作られています。

したがって、どれかひとつの「楽しい体験」に接地し、それをベースにして、どれかひとつの「つらい体験」を抑圧の海の中から引き上げる、という作業により、葛藤のバランスが改善されます。

トランスパーソナル心理学では、人間は「子宮の中でぬくぬくと育っている胎児期《たいじき》」「子宮口が閉じたまま陣痛が始まって締め付けられる時期」「産道を降下していく時期」「母子分離」という4つの時期が、それぞれ「凝縮体験系」を形成する、と説いています。

「楽しい体験」はその中で「胎児期」に対応しています。「つらい体験」はバース・トラウマに対応しますが、細かくいうと出口のない苦しみである「陣痛期」と、苦しいけれど目標に向かってがんばっている「産道降下期」、母親との悲しい別離である「母子分離」

のいずれかに関連します。

Iさんは、2ヵ月目の「つらい体験の瞑想」で、首尾よくいやな感じには接地できたのですが、そこで出てきた体験談は、いずれも小魚で、本命の大魚は別にいる、と私は判断しました。

そこで、「フォーカシング瞑想」に切り替えて、もう1ヵ月ワークをお願いして、ようやく本命のひとつと思われる体験にたどりつきました。

都合3ヵ月の時間がかかりましたが、前の2ヵ月が無駄だったわけではなく、必要なプロセスを順番にこなしてきたと思います。

このような強烈に抑圧された体験は、じゅうぶん時間をかけて引っ張り出し、時間をかけて解消したほうが自然な感じがします。

Iさんの場合には、たまたまヒプノセラピーの先生による電話を通じたワークにより瞬時に、かつ強制的にトラウマを除きました。生きるのがつらい人は、このように大きなトラウマを短時間に解消することが必要です。

人生全体のグレードアップをはかるときには、むしろ「つらい体験」に接地して、その「情動」をしっかり感じながら毎日瞑想をして、なんの操作もなしに時間をかけて自然に解消するほうがより深い変容に導かれるので、望ましいと思います。

瞑想の注意事項⑦

「つらい体験の瞑想」は、ときに深い情動を呼び起こす。もし、それが耐えられる程度で、毎日瞑想が続けられるようならば、サイコセラピー（精神療法）的な手法で問題を短時間で解消するよりも、毎日、その情動にしっかり接地し、時間をかけて解消したほうが、深いレベルからの意識の変容につながる。

人生のアドバイス⑯

人は、胎児期に連なる一連の「楽しい体験」と、バース・トラウマに連なる一連の「つらい体験」の葛藤の中で生きている。その両方に接地することによって、葛藤が改善され、モンスターたちがおとなしくなり、「もうひとりの自分」が元気になり、意識のレベルが一段上がる。つらかった幼児期の自分を象徴的にケアする「インナーチャイルド・ワーク」を併用すると、「もうひとりの自分」はさらに元気になる。

第17章　瞑想により現実が変わる

第5章のCさんのケースでは、Dさんに対する恐怖感を解決するために瞑想《めいそう》を続けたのですが、結果的には夫や弟や娘たちとの関係も大幅に改善されました。

ひとつの問題が解決してモンスターがおとなしくなれば、ほかの問題も自動的に解決する、と説明しましたが、合理的に説明できる範囲を超えて、瞑想により「目に見えないもうひとつの宇宙」の秩序が整う、という印象を私は受けています。

この章では、それを掘り下げてみましょう。

第10章のFさんのケースでは、「親殺しの瞑想」をして、それが感謝に変わったあと、子どもたちとの絆《きずな》がとても強くなりました。これは、上記Cさんと同じですね。

Fさんは、さらに瞑想を続けていたら、EXILEのATSUSHIが職場に来てくれたり、ワタミの渡邉美樹《わたなべみき》さんを招くことができたりと、ラッキーなことが次々に起こりました（第

11章)。もちろんそれも、単に偶然だった可能性も否定できないと思います。

瞑想により、内面的な変化があるということは、誰でも納得するでしょうし、人間関係がよくなるということは、本人が自覚していない内面的な変化が影響している、という説明も可能です。

それに対して、外側の世界の出来事が本当に変化するということは、合理的な説明はいっさいできません。

ところが、天外塾《てんげじゅく》ではかなり頻繁にそれが起きます。特に多いのは、いろいろと問題があった人に関して瞑想を続けていると、突然その人から連絡があったり、偶然ばったり会ったりすることです。

これは、ユング心理学では「共時性《きょうじせい》(シンクロニシティ)」と名づけられています。意味のある偶然の一致のことです。

ユングは、易経《えききょう》の卦《け》が当たることなどから、「共時性の仮説」を提案しました。その背景には、私たちの目に見える物質的な世界の裏側に、目に見えない「もうひとつの世界」があるという仮説があります。

それが、卦と現実の両方に反映しているので卦を見れば現実がわかる、という原理です。その「もうひとつの世界」のことを、私は「あの世」と名づけて本を書いてきました。

もちろんこれは、近代科学の示す宇宙観からかけ離れていますが、人々が心の底に持っている、宗教的な宇宙観に近いのではないでしょうか。

ちょうどユングが活躍したころ、素粒子《そりゅうし》の物理学である「量子力学《りょうしりきがく》」が発達し、そこでは近代科学のベースである「因果律《いんがりつ》（原因と結果を合理的に結ぶ法則）」が成立していないことが発見されました。

ユングは、ノーベル賞を受賞した物理学者のパウリと一緒に、「因果律」をベースにした近代科学を離れて、「共時律」をベースに新しい科学を築くべきだと主張しましたが、約１００年たった今日でも、それはまだ出現していません。


さて、２０１１年度札幌天外塾の塾生Ｊさんのケースです。

Ｊさんは大手企業を退職し、現在は中小企業の社長を務めていますが、従業員に対する管理志向が強く、なかなか職場が活性化しない、という悩みを抱えていました。いろいろお話ししているうちに、大手企業時代に何人かの上司にひどい仕打ちを受けており、それがトラウマになって自らの「支配欲」につながっていることがわかりました。

そこで、問題の上司をひとりひとり思い浮かべ、「感謝の瞑想」を実行することになりました。

1ヵ月たっても、目立った変化は出てきませんでした。ただ本人は、内面的な変化を実感し、もう少し続けたい、とのことでした。

それからしばらくして、問題の上司のひとりとパーティでばったり出くわしました。その人もJさんと一緒にいた大手企業を退職して別の会社に就職していたのですが、Jさんの住む街の支店長として赴任《ふにん》してきたのです。

その街と、2人が元いた大手企業の所在地は、はるかに離れており、「偶然にしてはできすぎている」というのが、Jさんの感想でした。これは、明らかに共時性です。

やはり、昔いやな目にあった元上司なので、再会したときは胸が詰まる思いをしたそうです。でも、どうしたわけか、その元上司の会社からJさんの会社へ仕事の発注がありました。

その後、さらに別の仕事をもらったので、Jさんは意を決して元上司にあいさつに行きました。ところが、不思議なことに、そのときには心の中のわだかまりが消えており、にこやかに談笑できました。

最初に「感謝の瞑想」を始めてから、約3ヵ月がたっていました。その間Jさんは、まじめにほぼ毎日瞑想に取り組んでおり、おそらくモンスターはかなりおとなしくなったと思われます。

自社の内部の問題も、次第にいい方向に向かい、職場は少しずつ活性化していくでしょう。

２０１１年度前期天外塾の塾生Kさんは、起業以来多くの修羅場を乗り越えて急成長をしてきました。ところが、随所で信頼していた部下の裏切りに合う、という体験をくり返してきました。

使い込みとか、敵対していた他社に幹部が買収されたとか、内容はさまざまですが、ずーっと裏切りの連続だった、ということです。

ひとつのパターンをくり返すということは、なんらかのモンスターが暴れている、と天外塾で聞いていたので、自分のケースも何かそれに当てはまるのではないか、という質問でした。

話をお聞きしても、どのモンスターが暴れているのかは、私にもわかりませんでした。おそらくバース・トラウマ（１０３ページ参照）と思われましたが、モンスターを特定することより、現実に対処することが早道と考えました。

そこで、裏切られた相手のリストを作り、ひとりひとりをターゲットに、裏切られたシーンを鮮明に思い出し、その人に感謝をする、という瞑想をお願いしました。これは、「情動の瞑想」と「感謝の瞑想」を併用した瞑想です。

1ヵ月後には、裏切られたシーンだけでなく、相手からは自分が裏切ったと見えるだろうというシーンも、次々に浮かんでくるようになりました。その中には、はるか昔の学生時代につき合っていた女性も含まれていました。

それからしばらくして、矢継ぎ早に、昔裏切っていった人たちやその近しい人たちから連絡が入るようになりました。もうそのころには、こだわりはなくなってきており、平静な心で対応ができたということです。

結局、いまの自分があるのは彼らの裏切りと思える行動によるのであり、そのときはとてもつらかったけれど、「なにくそっ!」とがんばったので突破口が開けた。あのときはうらんだけれど、結局、彼らはある種の恩人だったんだ、という心境になってきた、ということです。

おそらくKさんは、今後、裏切りに合うことはとても少なくなるでしょう。

やはり、2011年度前期天外塾の塾生Lさんは、スタッフ総数が約200人という大規模な統合医療・グループホーム・在宅ケアなどを推進するクリニックの副院長ですが、毎年5％弱のスタッフが辞めていくことに心を痛めておられました。
それを改善するために、名の知れた経営学と動機づけの専門家を雇ったけれども、退職率はいっこうによくなりません。せっかく仲よくなって、育ってきたのにどうして辞めていくのかわかりません。院長は、このくらいは仕方がないといっていましたが、自分はスタッフが辞めることに対して強い恐怖を感じていたのです。

この恐怖感は、明らかに「セパレーション感覚」（第11章）であり、基本的にはバース・トラウマが暴れています。したがって、生育歴をよく聞いて「親殺しの瞑想」を実行する、という方法も有効だと思います。
しかしながら、それをやる前に、まずは現実の問題に対処したほうがいい、と判断しました。そこで、いままで辞めていった人のリストを作り、そのときのシーンを思い出して、いやな気持ちに焦点を当てる「情動の瞑想」を実行してもらいました。

既存のセラピー手法でいえば、生育歴からアプローチするのは「精神分析」などの伝統的な手法に、またいきなり現在のいやな気持ちからアプローチするのは「ブリーフセラピー」などの思想に近いのですが、天外塾ではその両方を柔軟に使い分けています（まえがき参照）。

いま天外塾では、フェイスブック上に非公開グループを作って、受講生の交流をしておりますが、Lさんは瞑想を始めて10日過ぎにはいろいろなことが起こり、レポートを書いてくれました。
本人のご了承が得られましたので、下記に公開します。

Lさんのレポート（２０１１年9月12日　Facebook）

毎日、延命《えんめい》十句《じっく》観音経《かんのんぎょう》を唱えてから瞑想をしています。
スタッフが辞めたい、といわれたときどんな気持ちになったかを思っていました。
えっー、なんでやの？
いいかげんにしてよね。
むかつくなー。
いややなー。

どんどん出てきます。心の暗い部屋に言葉が積まれていきます。
その言葉の山の陰から、すこーし顔をのぞかせている「ちび」がいます。
「ちび」が、聞こえるようにいうのです。
フン、なにやっているんだか、こんなかっこうつけたことして、
どうせ、最後の結末はわかっているんじゃないか、
自分が見捨てられたみじめな気持ちになるのがいやや、
そのことだけの問題なんや、そしてそれは、自分の育ち方にあるんだ、
と、気づいてよかったねーとなるんでしょ。

「ちび」は、お見通しの顔でいうのです。

この「ちび」、と思いながら「ちび」のいすを心の部屋に置き、座らせておきました。
そして、瞑想しながら「ちび」にもしゃべらせました。
「ちび」も、なかなかまともなことをいいます。

そして、10日過ぎたころから、「本当ですか？」と聞き返すようなことが起き始めまし

た。これは、本当の話です。びっくりしました。

〈その1〉15年前にやめたナースから連絡があり、働く場所を探している。

〈その2〉9年前にやめた作業療法士が、またここで働きたいとのことで、即、採用

〈その3〉1年前に研修をしたドクターから当院で働きたいと連絡があり、明日面談予定

〈その4〉退職希望だったナースが、今日、やっぱりここでがんばります、とのこと

こんないいことが続くのは、とてもありえない、信じられない、どうしたんだろうと、思っています。

瞑想は、いつのまにか「ちび」がいなくなり、ひとり心に呼吸を落としているような感じです。身体的には、肩こり頭痛もなくまったく元気です。

（中略）

これからは、「ちび」のいう通り、小さいころに母から受けて、傷ついた言葉を思い出

して、瞑想します。

ありがとうございます。

このレポートの特徴は、批判的な「ちび」を意識し、それを他人と見なしていすを用意して勝手にしゃべらせた点です。これは、私が指導したのではなく、Lさん独自の工夫ですが、方法論として、とても優れています。

批判的な「ちび」は、大脳新皮質《だいのうしんひしつ》（大脳皮質《だいのうひしつ》の一部で、系統発生的に最も新しい部分。言語・理性・論理などの精神活動が営まれる）の意識レベルの住人であり、このように他人として扱い、勝手にしゃべらせるというのが、最も賢い対処法です。批判的な考えが上がってきたとき、それに巻き込まれてしまっても、あるいは「これはいけない」と理性で抑え込んでも、瞑想はうまく機能しません。

Lさんは医師なので、スタッフが辞めていくことに対する恐怖感が、自らの成育歴にあることがよくわかっており、私が指示することなしに、「親殺しの瞑想」あるいは親に対する「感謝の瞑想」に移行していきました。

このように自然に瞑想の内容が変わっていくのが、最も理想的です。

さて、Lさん自身も驚いている様子が、レポートからおわかりいただけると思います。瞑想を始めて10日過ぎから、昔のスタッフが戻ってきたり、辞めようとしていた人が決心を変えたりといったことが起こっています。

これは確率から考えて、単なる偶然とするのはとても無理でしょう。

私は、ユングのいうように、目に見える物質的な秩序の背後に、もうひとつ目に見えない世界(「あの世」)が存在し、瞑想することにより「あの世」の秩序が変化し、それが「この世」にも影響を与えているのではないか、と考えています。

つまり、近代科学がまだ解明できていない、宇宙の神秘的な秩序がある、と思うのです。

いずれにしても、瞑想により現実世界の出来事がどんどん変わるという現象はかなり頻繁に起きており、たとえそれが錯覚であっても、とても楽しいことだ、と感じています。

瞑想の効能⑤

瞑想は自分の内面だけでなく、外側の現実世界の出来事にも好影響を及ぼ

す。

瞑想の注意事項⑧　瞑想中に、いまやっていることに関して批判的な考えが上がってくることがある。そのときは、批判している他人を仮定して、勝手にしゃべらせ、やり過ごすとよい。批判に巻き込まれても、無理やり抑え込もうとしても、瞑想は失敗する。

人生のアドバイス⑰　過去の問題に関して、しっかりと「情動の瞑想」や「感謝の瞑想」を続けると、信じられないような「共時性」（シンクロニシティ。意味のある偶然の一致）が起こり、現実の人生が好転することもある。

第18章　瞑想の実習（付属ＣＤの解説）

本書の方法論は、ある程度瞑想《めいそう》に熟達していないと実行できません。天外塾《てんげじゅく》のように直接指導できる場ならともかく、圧倒的多数の読者が瞑想の体験をしていないと予想される書籍で、これを紹介するということは、いささか迷いがありました。

瞑想そのものの解説をする余裕は本書にはありません。ご興味のある方は、拙著『宇宙の根っこにつながる瞑想法』（飛鳥新社）などをご参照ください。

この本は、深層心理学や脳科学の知見をもとに、瞑想とはいったいどういう状態なのかを解説し、特定の方法論にとらわれない中立の立場から論じています。

また、瞑想の危険性や注意事項、神秘体験とそれに対峙《たいじ》する心のあり方などにも触れています。

瞑想の効用に関しては、休息、自己治癒《じこちゆ》、自己発見、自己実現、自己超越などのそれぞれの項目について詳しく解説しています。

しかしながら、それらの効用に多くのページ数を費やしていることとは矛盾しますが、何かの目的を強く持つと、いい瞑想に入れないということも述べています。

その意味では、本書のように「問題解決」という目的のために瞑想する、というのは本来の瞑想の道からいうと「邪道《じゃどう》」に見えるかもしれません。


しかしながら、第3章で述べたように、本書でも「こうありたい」という執着は強く戒《いまし》めており、結果がどうなるかを手放して、淡々と瞑想することをお奨めしています。

つまり、結果的に問題は解決の方向に向かいますが、その結果を求めて瞑想するのではなく、ただひたすら座ることを説いており、本来の瞑想の道から外れているということはありません。

また前掲書では、瞑想に関するさまざまな情報を書いていますが、それらは読者の知的興味を満足させるかもしれないが、決して瞑想の上達には役立たない、ということも述べています。

これはちょうど、ピアノが上達したかったら、ひたすら練習する以外に道はなく、「ピアノの弾き方」という本を100万回読んでもいっこうに弾けるようにならないのに似ています。

前掲書にはCDが付いており、内容を理解しなくてもCDを聴いて実習すれば、瞑想が身につくように配慮しています。事実、きわめて多くの人がCDで実習して、かなりのレベルまで達しています（第8章、第10章、第11章で登場したFさんはそのひとりです）。

それと同じ目的のため、本書にもCDを付属しました。このCDは、2011年7月14日に開催されたホロトロピック・ネットワークの定例瞑想会の生録です。参加者の大半は瞑想のベテランですが、「生まれて初めて」という方もいらっしゃったので、初心者向けの解説も入っています。

ディジュリドゥ（オーストラリア大陸の先住民であるアボリジニの楽器。ユーカリの木から作られる）をはじめとするさまざまな楽器を演奏していただいたMotoさんは、長年にわたって一緒に瞑想セッションを組んできたミュージシャンです。その場に、いま最も必要な音を確実に出していただけるので、私が最も信頼しているひとりです。今回も、すばらしい演奏をしてくださいました。

瞑想の実習は、なるべく外部から遮断《しゃだん》された静かな部屋でやってください。ただし、自然な音はまったく妨げにはなりません。

人工的な騒音（電車や自動車の音、工事の音など）はないほうがいいのですが、あって

付属の瞑想CDのトラック

内　容	時間
① 瞑想の一般的な解説	0:00
② 今日の瞑想の説明	4:32
③ 瞑想の準備	10:00
④ 瞑想開始（体をゆるめる誘導）	11:00
⑤ ブリージング（細胞の浄化）	17:00
⑥ 胎内で聞いた母の心臓の音	19:40
⑦ 宇宙の原初音（声を出す瞑想）	20:33
⑧ 静寂の瞑想	29:00
⑨ 終了の儀式	43:22
全体の録音時間	45:41

も実行は可能です。ただし、人の話し声が聞こえるところは、なるべく避けてください。

ＣＤのトラックは、上記のように切ってあります。最初は頭から聴かれることをお奨《すす》めしますが、２回目からは、そのとき最もふさわしいと思われるトラックからスタートしてください。

一見すると、とても複雑な瞑想のプロセスのようですが、基本は「声を出す瞑想」と「静寂の瞑想」の2つです。

一般に瞑想というと、坐禅《ざぜん》のように静かに座ることを思い浮かべる人が多いと思いますが、真言密教《しんごんみっきょう》の「阿息観《あそくかん》」や西欧の「トーニング」など、声を出す方法論もたくさんあります。

声を出すということは、自動的に呼気《こき》が長く吸気《きゅうき》が短くなり、意識は鎮静化に向かうので、初心者でもある程度の深い瞑想に入っていけます。

私が指導する「声を出す瞑想」は、それに加えて「倍音声明《ばいおんしょうみょう》」の要素を取り入れています。「倍音声明」というのは、大勢の人が異なる音程で音を出すことにより、その足し算引き算の成分が生成されて、ゆたかな高調波が発生し、その影響で深い瞑想に入ることができる、という方法論です。人によっては、祭り囃子《ばやし》の笛の音やグレゴリオ聖歌、鐘の音などが聞こえてくることもあります（一種の幻聴《げんちょう》）。

音の中にディジュリドゥの低音が加わると、効果がいっそう顕著になります。

このＣＤの中で、私はディジュリドゥの音を「宇宙の原初音」と呼んでいます。ヒンズー教では、物質的な宇宙は「オーム」という聖音とともに姿を現すと教えています（「オウム真理教」のおかげでだいぶ印象が悪くなっていますが……）。

瞑想が熟達すると、常時その聖音が聞こえるようになるそうです。私は20年近く瞑想の実習を続けていますが、まだ聞いたことはありません（「聞こえた！」と思うと、ふだんは聞こえるはずのない隣の部屋の空調の音だったりします）。

ジャック・マイヨール（1927～2001年。フランスのフリーダイバー。人類史上初めて素潜りで100メートルを超える記録を作った）は、100メートルくらい素潜りで海に潜ると聞こえるといっていましたし、ナイフ1本だけ持って人里離れた山の中で孤独のうちに100日間過ごすというアメリカ・インディアンのトレーニングでも、30日くらいで聞こえてくるようになる、という話を直接本人から聞いていますので、そういう現象はあると思います。

聞いたこともないのでなんともいえませんが、ディジュリドゥの音はなんとなくそれに近いような気がします。

この「声を出す瞑想」のもうひとつの特徴は、ドラミング（一定のリズムで刻むドラムの音）を用いていることです。ドラミングのすごさは、インディアンの「サンダンス」という聖なるお祭りの場で、私は学びました。

ダンサーは、4日4晩飲まず食わずで日の出から日没まで踊る、という過酷なお祭りなのですが、絶えずドラムが鳴っています。

それを聞いているうちに自然に変性意識状態（非日常的な意識の状態）に入り、ダンサーではないサポーターとして参加していた私たちも何も食べられなくなって、コーヒー2杯くらいで1日中元気に踊っていられるようになりました。

朝から晩までドラムが鳴り続けると、ここまで人間は変わるのか、という貴重な体験でした。

胎児は、子宮の中で母親の心臓の音を聞きながら瞑想状態で過ごしており、誰でも心の奥深く、その記憶が残っています。心臓の鼓動《こどう》に近い一定のリズムは、その深い記憶を呼び覚まし、人を深い瞑想に誘います。

多くの宗教は、ドラムや木魚《もくぎょ》を用いて、その現象を利用していますが、その中でもインディアンのサンダンスは、際立って効果的なやり方をしています。

サンダンスから帰ってきて以来、私の「声を出す瞑想」はドラミングを用いています。

「静寂の瞑想」に関しては、特にガイドラインはなく、坐禅のような「数息《すそく》（呼吸を数える)」なり、「マントラ瞑想」なり、各自がいままで実習してきた手慣れた方法があれば、それをやってください。

「数息」というのは、鼻呼吸で「ひと―つ」「ふた―つ」と呼吸を数え、「と―(10)」までいったら、また「ひと―つ」に戻る瞑想です。呼吸は意識的にコントロールしようとしないで、自然に任せます。

「マントラ瞑想」というのは、ある特定のマントラ(呪文《じゅもん》)をずっとくり返して想い続ける瞑想です。「ナムアミダブツ」「ナムミョーホウレンゲキョウ」「アーメン」「ハレルヤ」などが、マントラとして使えます。

このCDには、Motoさんの絶妙な音が録音されているので、その音に没入するというのもとても有効な手法です。

ただ、もうすでに「声を出す瞑想」で変性意識状態に入っていますから、あれこれテクニックを弄《ろう》することなく、目をつぶってじっとしているだけでもOKです。

よく「無念無想」でないと瞑想ではない、と思い込んでいる人がいますが、そんなことはありません。雑念が浮かんできても、それにとらわれずに流していきましょう。

一般に初心者は、「声を出す瞑想」から「静寂の瞑想」に移行すると、瞑想が浅くなります。ベテランは逆に深くなります。そこを観察すれば、自分のレベルがわかります。瞑想が深くなると、声が出せなくなります。ドラムがまだ鳴っていても、声が出しにくくなったら「静寂の瞑想」に移ってください。

「終了の儀式」は、とても大切なので、省略しないで必ずやってください。瞑想状態というのは、暗示にかかりやすくなっているので、そのままの状態で日常生活に戻るのは危険です。

一般に、瞑想法と呼吸法は密接な関係にあります。この瞑想では、いくつかの呼吸法を意図的に使い分けています。

すでに述べたように「声を出す瞑想」は、呼気が長く、吸気が短い「意識が鎮静化する呼吸法」になっています。「静寂の瞑想」は、自然呼吸です。

瞑想の準備で、「ため息」を使っていますが、これは特殊な発声を伴う呼吸法です。全身をリラックスさせること、リラックスした状態で発声することが、次の「声を出す瞑想」の準備になっているとともに、他人の「ため息」の発声を聞くと、瞑想状態に入りやすくなります。「ため息」は、心の柔軟体操です。

大きな深呼吸は、自らの意識の内側に注意を向ける作用があります。

ブリージングでは、強く短い呼気を使っています。これをもっと激しく、もっと長時間、大音響のドラミングとともに続けると、ほとんどＬＳＤ（幻覚剤の一種）を服用したのと同じ状態になることを、トランスパーソナル心理学という新しい心理学を提唱したスタニスラフ・グロフ博士が発見しています。

この瞑想では、そこまで激しくはやっていません。一般に強い呼気は、武道における気合のように、何かに作用を与えるときに使います。ここでは、それを全身の細胞の浄化《じょうか》に使っており、細胞の汚れが落ちて光り輝いてくる、という誘導をしています。

その前の、体をゆるめる誘導のときは、やや強い呼気を使っています。ブリージングが*ff*（フォルテシモ）だとすれば、*mf*（メゾフォルテ）といった感じでしょうか。

一息で上から下まで一挙にゆるめるときは、ため息と同じような力を抜いた発声を使っています。

体をゆるめるときには、必ず上から下に誘導していることにご注意ください。これは、気功法《きこうほう》でいう「気《き》」が上がらないようにしているのです。

気が上がった状態で瞑想すると、一般にいう「幽体離脱《ゆうたいりだつ》（幽体が離脱するわけではないので、この呼び方は不適切。瞑想の世界では「目撃の体験」と呼びます）」などが起きて、心身のバランスを崩します。

よく、「幽体離脱」などの神秘体験に憧《あこが》れを抱いている人がいますが、心身のバランスを崩して、さまざまな障害をもたらすだけで、なんの意味もありません。

人間の「意識の成長・進化」というのは、本書で述べたようなモンスターたちとのつき合い方を変え、「もうひとりの自分」が目覚めて活性化していく、というのが王道であり、神秘体験はむしろその健全なプロセスの妨げになります。


以上でCDの説明を終ります。


このCDを聴いて3～6ヵ月、毎日実習すれば、本書で述べた問題解決に取り組めると思います。ただし、いくら瞑想が快くても、初心者は1日2回までにとどめてください。

もし指導がほしい場合には、近くの禅寺での坐禅の実習がお奨めです。坐禅は、出家した僧侶のための瞑想法なため、股関節《こかんせつ》が硬い方にはきついですが、最も基本に忠実な瞑想法のひとつです。

私が主宰する「ホロトロピック・ネットワーク」でも、定期的に瞑想の指導をしています。

瞑想は、本書で述べた問題解決以外でも、日常的なストレス解消にも効果があり、習慣化すると人生はとても楽になります。

瞑想の注意事項⑨

「幽体離脱」などの神秘体験に憧れる人が多いが、心身のバランスを崩してさまざまな障害をもたらすだけで、なんの意味もない。

人生のアドバイス⑱

瞑想を習慣化すると、人生がとても楽になる。

まとめ1——瞑想の効能

①無意識に光を当てる。存在を認められたモンスターはおとなしくなる。そうすると、そのモンスターに起因する問題点が解決する。

②「理性による思い込み」を弱め、物事の本質を浮き彫りにする。

③ひとつの問題を解決すると、連鎖反応的にほかの問題も解決することがある。これは、無意識に潜んでいたモンスターがおとなしくなるため。

④親との葛藤《かっとう》が強かった人が「親殺しの瞑想《めいそう》」を続けていると、ごく自然に親に対する「感謝」の念がわき上がってくる。そうすると、不思議なことに自分の子どもとの関係が改善されることが多い。

⑤瞑想は自分の内面だけでなく、外側の現実世界の出来事にも好影響を及ぼす。

まとめ2――瞑想の注意事項

①結果に対する自分の思惑や願望、目的意識などを手放し、まっさらな状態で瞑想《めいそう》しないと、物事の本質が浮かび上がってこない。

②「問題解決のための瞑想法」では、自分の内面と向き合い、情動を感じたり、感謝の言葉を述べたり、情動を表出してののしることはあるが、外側の世界をコントロールしようとする願い（「祈り」または「呪《のろ》い」）をこめてはならない。

③有効な方法でも、極端につらいことに歯を食いしばって取り組もうとすると、毎日は続かない。なるべく楽な方法を毎日欠かさず長く続けることが重要。

④1ヵ月の瞑想では、自らの内面が徐々に変わるので、変化に気づかない人が多い。ひと

りで実行するときには、1ヵ月の瞑想に入る前に、現在の心境を文章にして残しておくと内面の変化を把握できる。

⑤「親殺しの瞑想」を一定期間続けたあと、そのままで終わってはいけない。自然に感謝に変わっていくのが理想だが、そうではない場合でも、さらに一定期間、必ず親に感謝をする瞑想を行う。自然な感謝がわいてこない場合には、表面的な言葉だけの「感謝の瞑想」にする。

⑥親との葛藤《かっとう》を解消するための「親殺しの瞑想」は、自らの内側のモンスターに対する働きかけを行っているわけであり、現実に生きている生身の親とは直接的に関係しない。親に直接的に働きかけることは、モンスターとの接触を弱めることになり、このワークの妨げになるので行わないほうがいい。

⑦「情動の瞑想」や「つらい体験の瞑想」は、ときに深い情動を呼び起こす。もし、それが耐えられる程度で、毎日瞑想が続けられるようならば、サイコセラピー（精神療法）的な手法で問題を短時間で解消するよりも、毎日、その情動にしっかり接地し、時間をかけて解消したほうが、深いレベルからの意識の変容につながる。

⑧瞑想中に、いまやっていることに関して批判的な考えが上がってくることがある。そのときは、批判している他人を仮定して、勝手にしゃべらせ、やり過ごすとよい。批判に巻き込まれても、無理やり抑え込もうとしても、瞑想は失敗する。

⑨「幽体離脱」などの神秘体験に憧《あこが》れる人が多いが、心身のバランスを崩してさまざまな障害をもたらすだけで、なんの意味もない。

まとめ3――人生のアドバイス

①問題の本質は、必ず自分の内側に潜んでいる。

②日常生活に支障がないレベルの人は、セラピストに頼らず、長期間の瞑想《めいそう》で問題を解決することがお奨《すす》め。ゆったりと時間をかけることにより、意識の変容が深くなる。人は、そうやって変容し、成長していく。

③「すべての人を受容しなければいけない」というのは、「理性による思い込み」であり、物事をこじらせる要因。「いい人」を装うことから脱却しないと、問題は解決しない。

④自分のエゴを実現しようとする「祈り」や「呪《のろ》い」は、それがもし強力で実現に向かうと、その言葉で表現されなかったところで思わぬ結果を生むので、とても危険だ。

⑤人間関係のこじれは、ときに相手がボーダーライン（境界性人格障害《きょうかいせいじんかくしょうがい》）と呼ばれる状態に陥《おちい》っていることもある。特に、トレーニングを受けていない人は、ボーダーラインの人と直接かかわって解決するのは難しい。自分の問題が解決すれば、それでじゅうぶんと思ったほうがよい。

⑥人間は社会的に不都合な衝動や性格を無意識レベルに抑圧するが、それが積もり積もって「シャドー」と呼ばれるモンスターが育っている。シャドーは、ときには社会をのし上がっていく戦いのエネルギー源になるが、同時にさまざまなトラブルの要因にもなる。社会の上層部にいる人ほど、シャドーの影響が強い。シャドーの闇《やみ》が深いと、「正義と悪」の戦いとして世の中を解釈し、人に「悪人」というレッテルを貼る傾向が出てくる。モンスターがおとなしくなり、やたらに戦いを仕掛けなくなることが、人間としての成長の方向性。

問題の解決方法は、その人の意識の成長レベルによって違う。自らのレベルを自覚し、背伸びをしないで、自分のレベルに合った対処の仕方を学ぶのが王道。

⑦多くの場合、いまのトラブルや悩みの根源には過去の親との葛藤《かっとう》が横たわっている。た

とえ、親がはるか昔に亡くなっていたとしても、葛藤を軽減するような瞑想ワークをすれば、現在の問題が劇的に解決することがある。

⑧人類は、その長い歴史において、独立した自我を獲得しようとする子どもと、いつまでも支配しようとする親が、代々戦ってきた。特に、母親と長女の葛藤は深刻。その構図から逃れることは難しいが、実体を知ることにより、人生は大幅に改善される。

⑨人は誰でも、子宮を追い出されたという「バース・トラウマ」を負っている。それは、乳幼児期に「受容」を感じると減少し、「拒絶」を感じると大きく膨らむ。親子の葛藤はバース・トラウマの連鎖として人類全体の病理《びょうり》になっている。親の愛はいつの間にか執着に変わるが、それに気づかない人が多い。

⑩幼児期に大きなトラウマ（精神的障害）を負って、それを克服して人生を切り拓《ひら》いてきた人は、かつての幼児だったころの自分の悲しみや苦しみを、しっかり認めて感じることができれば、生きることが楽になる。かつての癒《いや》されなかった自分をシンボル化してケアすることを「インナーチャイルド・ワーク」という。

⑪胎児にとっては、母親が宇宙のすべて。バース・トラウマというのは、表面的には子宮を追い出されたというトラウマだが、じつは宇宙から分離したという「セパレーション感覚」。人生は、母親の胎内《たいない》から出てきて宇宙の胎内に戻っていく旅路。

⑫私たちの無意識層には、①「性欲」、②「バース・トラウマ」、③「死の恐怖」、④「シャドー」、⑤「トラウマ」といった、5匹のモンスターが潜んでいる。これらは、いくら努力しても存在はわからず、触れることはできないが、巨大化して暴れるとさまざまな問題が引き起こされる。人生は、いかにモンスターたちとつき合うか、で決まる。モンスターたちがおとなしくなると、その奥で眠っていた「もうひとりの自分」が目を覚まして活動を始める。それが、「悟《さと》り」に向かう意識の成長の道。

⑬原因不明の不安感や恐怖感、はっきりしない不快感や怒りなどがあるとき、体のどこかに必ず違和感がある。そこに焦点を当てて「フォーカシング瞑想」をすると、それらの原因になっていた精神的葛藤に対処することができる。

⑭人は首尾よく「フロー」に入れれば、とても豊かな人生を歩むことができる。ところが、ほとんどの人が幼児期のつらい体験により、ワクワク感に蓋《ふた》をして、感覚が鈍い大人に

育ってきている。「フロー」に入るためには、その蓋をゆるめて、心の底からのワクワク感に接地することが必要。

⑮「プラス思考」を強調すると、「楽しい体験」ばかりに目がいき、「つらい体験」を迂回《うかい》する傾向が出る。そうすると、「つらい体験」は抑圧され、モンスターたちが元気になる。また、かっこいい自分だけを本当の自分のように装い、みっともなくだめな自分や「プラス思考」ができていない自分を否定し、抑圧して、モンスター化してしまう。欠点だらけの自分を受容できないと、他人も受容できない。「プラス思考」は、ときに人生を転落に導く。

⑯人は、胎児期に連なる一連の「楽しい体験」と、バース・トラウマに連なる一連の「つらい体験」の葛藤の中で生きている。その両方に接地することによって、葛藤が改善され、モンスターたちがおとなしくなり、「もうひとりの自分」が元気になり、意識のレベルが一段上がる。つらかった幼児期の自分を象徴的にケアする「インナーチャイルド・ワーク」を併用すると、「もうひとりの自分」はさらに元気になる。

⑰過去の問題に関して、しっかりと「情動の瞑想」や「感謝の瞑想」を続けると、信じら

れないような「共時性《きょうじせい》」（シンクロニシティ。意味のある偶然の一致）が起こり、現実の人生が好転することもある。

⑱瞑想を習慣化すると、人生がとても楽になる。

むすび

本書の最初のメッセージは、「すべての問題は、自らの内側にある」ということです。

これは、ほとんどの人にとって納得しがたいでしょう。

心理学では「自我の防衛」という言葉をよく遣《つか》いますが、人は「自分はＯＫ」だとして、外側に問題点を見つけようとする傾向があります。

それは間違いではありませんが、より深く見えるようになると、外側の問題点に対応する内側の問題点に気づきます。内側の問題点のほうがより本質的といえましょう。

よく、同じようなパターンの問題が次々に起きて、絶えず対策に追われている人がいますが、無意識に潜む同じモンスターの仕業です。外側の問題だけを対処しても内側の問題がそのままなので、本質的な解決になっておらず、別の局面でまたモンスターが暴れ出してしまうのです。

その人はモンスターに対処しない限り、一生そのパターンの問題に苦しむことになるでしょう。

本書の2番目のメッセージは、「コントロールを手放して、なるべく自然にゆっくりと時間をかけて問題解決に取り組みましょう」ということです。

トランスパーソナル心理学（宗教的な自己超越まで含めての心理的なプロセスや意識の成長・進化を探求する心理学の新しい潮流）系の多くのサイコセラピーの手法は、強制的にコントロールして、いったんは現在のバランスを崩してから再構築させるなど、かなり侵襲的《しんしゅうてき》（負担が大きい傾向）です。

たしかに、精神を病んだ人を短時間に劇的に治癒《ちゆ》するという効果はありますが、侵襲的であるがゆえにさまざまな副作用も観察されます。セラピーを受けたあと、数週間にわたってダメージを引きずることがよくあります。

本書の方法論は、経営者がそのまま業務を続けながら変容していくように工夫されているので、徹底的に非侵襲的で、現在のバランスを崩すことはありません。

時間はかかりますが、日常生活が滞《とどこお》りなくこなせている人は、このほうが自然で快いだけでなく、より深い変容へ導かれると思います。

本書の3番目のメッセージは「せっかく問題点が見えてきたのだから、より本質的な解決に取り組みましょうよ」ということです。

外側の問題をいくら解決しても、その人の人間性の向上にはほとんど関係ないのですが、内側の問題に首尾よく対処できると、意識のステージがひとつ上がります。

つまり、ほんのわずかですが、仏教でいう「悟《さと》り」に向かって1歩歩みを進めたことになります。

物事の本質的な解決というのは、必ずそういう方向性を持っています。

もともと瞑想《めいそう》というのは、「悟り」に向かう修行法のひとつですが、それは「問題解決のための瞑想法」でも同じです。

問題の解決のためには、どうしても結果を手放す必要があります。本書の方法論は、情動に接地したり感謝の言葉を述べたりと、瞑想中に操作が入るので、厳密にいうと坐禅《ざぜん》でいう「ただひたすら座る（只管打坐《しかんたざ》）」とは異なりますが、「目的意識を持たずに結果を手放す」という点は共通です。

本書の4番目のメッセージは、「人間的に一段成長することによって、現実生活の問題がひとりでに解決しますよ」ということです。自らの内面と外側の世界が1対1に対応していることに気づくと、びっくりなさるかもしれません。

本書にご登場いただいたすべての方々、ならびに日々私に気づきをもたらしてくれる天《てん》外塾《げじゆく》のすべての塾生に深謝いたします。

付属CD

瞑想誘導　……… 天外伺朗
ディジュリドゥ …… Moto

主催　…………… ホロトロピック・ネットワーク
収録年月日 ……… 2011年7月14日
収録場所　……… 柴山会館（東京）

※CDの各トラックについては205ページに一覧表があります。

Moto（田村元一）

先住民の音（ディジュリドゥ、ホーミー、ドニパトロなど）とともに、私たちの未来の象徴である子供たちとの新しい交流を試みている。

BALANCE∞LOOP　http://www.balance-loop.com/

天外伺朗　Shiroh Tenge

本名・土井利忠。工学博士。

1942年、兵庫県生まれ。1964年、東京工業大学電子工学科卒業後、42年間ソニーに勤務。CD、ワークステーション「NEWS」、犬型ロボット「AIBO」などの開発を主導した。上席常務を経て、ソニー・インテリジェンス・ダイナミクス研究所（株）所長兼社長などを歴任。現在、ホロトロピック・ネットワークを主宰し、医療改革や教育改革に携わり、瞑想や断食を指導している。また、「天外塾」という企業経営者のためのセミナーを開いている。著書に『経営者の運力』（講談社）、『「生きる力」の強い子を育てる』『宇宙の根っこにつながる瞑想法』（ともに飛鳥新社）など、多数。

ホロトロピック・ネットワーク（会員組織。医療改革、教育改革、瞑想、断食など）

Tel ……… 03-5465-0778

e-mail …… info@holotropic-net.org

http://www.holotropic-net.org/

㈱office JK（天外塾など）

Tel ……… 080-4186-4117

e-mail …… officejk@onyx.ocn.ne.jp

http://www.officejk.jp/

フローインスティテュート（フローシンポジウムなど）

Tel ……… 03-6868-6267

e-mai …… info@flowinstitute.jp

http://www.flowinstitute.jp/

問題解決のための瞑想法

2012年5月5日　第1刷発行

著　者　天外伺朗
発行者　梶山正明
発行所　株式会社マキノ出版
http://makino-g.jp/
東京都文京区湯島2-31-8
〒113-8560
電話　編集部　03-3818-3980
　　　販売部　03-3815-2981
振替00180-2-66439
印刷所　株式会社平河工業社
製本所　株式会社フォーネット社

価格はカバーに明示してあります。
万一、落丁・乱丁のある場合は、購入書店名を明記のうえ、小社販売部までお送りください。送料負担にてお取り替えいたします。

ISBN978-4-8376-7177-0